Harper
Collins

Jennifer McCartney

Die Weisheit *der* Faultiere

Mehr Gelassenheit finden
in einer tierisch hektischen Welt

Aus dem Amerikanischen von
Alice Jakubeit

HarperCollins

HarperCollins®

FSC MIX Papier FSC® C014496

1. Auflage: Oktober 2019
Deutsche Erstausgabe

Originaltitel: »The little Book of Sloth Philosophy«
Erschienen bei: HarperCollins *Publishers*, Ltd., London

Umschlaggestaltung: HarperCollins Germany / Deborah Kuschel,
Artwork EllieGame, HarperCollins Publishers Ltd 2018
Umschlagabbildung: Illustration von Clare Faulkner 2018,
Small Dots
Lektorat: Sonja Fiedler-Tresp
Satz: GGP Media GmbH, Pößneck
Printed in Germany
Dieses Buch wurde auf FSC®-zertifiziertem Papier gedruckt.
ISBN 978-3-95967-343-3

www.harpercollins.de

Inhaltsverzeichnis

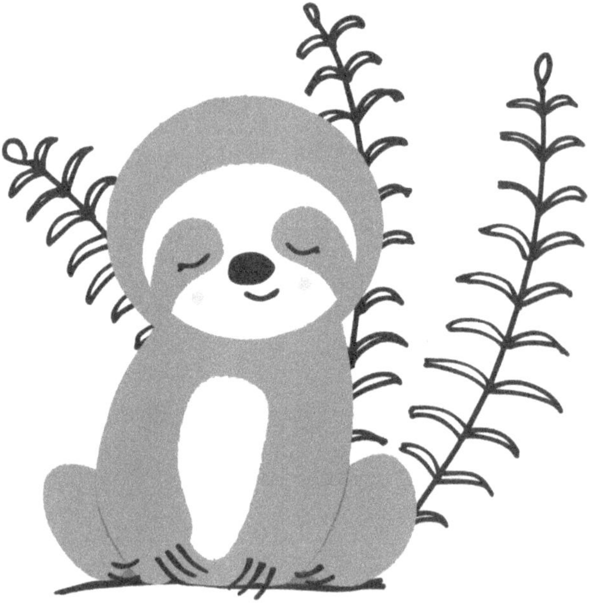

Ich habe aufgehört, mich anzustrengen,
und es fühlt sich so gut an.

Erster Teil
Eine Faultierlehre

Einleitung: Willkommen bei den Faultieren und ihrer Lebensphilosophie

Mach langsam. Immer mit der Ruhe. Chill mal. Kein Rennen am Beckenrand! Ständig werden wir zu mehr Ruhe aufgerufen. Zu mehr Langsamkeit. Mehr Achtsamkeit. Und das aus gutem Grund. Die Wissenschaft hat bewiesen, dass Entschleunigung jede Menge Vorteile hat – von der besseren Kontrolle chronischer Schmerzen bis hin zu größerer Zufriedenheit und weniger Stress.

Dennoch schämen wir uns oft, wenn wir uns Zeit für uns selbst nehmen. Faul zu wirken, ist in unserer rastlosen Gesellschaft eine schwere Sünde. (Außerdem ist Trägheit im Christentum eine der sieben Haupt- oder Todsünden. Falls das ein Problem darstellt, ist dieses Buch eindeutig nichts für dich.)

Gott bewahre, dass man ab und an mit einer Tüte Chips auf der Couch liegt, statt eine ausgewogene Mahlzeit aus frischen Zutaten zu kochen … *Los, tu was! Mach das Bett! Buche einen Urlaub! Beantworte deine SMS! Mach den Kindern was zu essen!* Also tun wir das. Und deshalb scheint unser Leben oft so chaotisch und die Zeit so knapp zu sein.

Wir leben in einer Welt, in der die Menschen zum Spaß rennen. Wo eine Meditationsapp uns daran erinnern muss, tief zu atmen. Wo man eingeschweißte, bereits geschälte Orangen kaufen kann (*Keine Zeit zum Schälen! Ich hab zu tun!*). Und deshalb ist es heute wichtiger denn je, dass wir unsere eingefahrenen Ansichten über Faulheit und Menschen, die *es langsam angehen lassen*, aufgeben. Entschleunigung hat einen Riesenhaufen Vorteile für uns. Es ist Zeit, die Faulheit zurückzuerobern, uns unsere Zeit zurückzuholen und gegen das Hamsterrad zu protestieren, indem wir im Bett bleiben. Und wer wäre besser als Maskottchen für die Lass-es-langsam-angehen-Bewegung geeignet als das unglaubliche, liebenswerte Faultier?

Das langgliedrige Faultier mit seinen zwei oder drei Fingern, dem leicht zotteligen Fell und den sehr großen Augen ist eines der süßesten (und faulsten) Tiere auf Erden. Faultiere sind nicht nur wichtig für die Regenwälder Mittel- und Südamerikas, sondern können uns eine Menge über gute Lebensführung lehren.

Faultiere sind die Achtsamkeit in Person. Sie sind kontemplativ, bewusst, entspannt und fokussiert. Faultiere interessieren sich weder für Politik noch dafür, wer die Milch ausgetrunken hat oder wie viele Schritte der Schrittzähler gemessen hat. Sie regen sich über nichts auf. Ihr Motto ist: *Immer schön gechillt*. Es sind wundervolle Tiere. Faultiere widerstehen dem Drang, produktiv zu sein, und dem gesellschaftlichen Druck, erfolgreich zu sein. Außerdem sind sie schon seit Millionen von Jahren auf diesem Planeten – was die Klugheit ihrer Lebensweise doch wohl beweist, oder? Irgendetwas machen sie offenbar richtig. Und auch du kannst faul leben, wenn du die Lebensphilosophie der Faultiere beherzigst. Es ist eine einfache Geisteshaltung und eine wunderbare Lebensweise – und es braucht nicht viel, um sie zu leben. Tatsächlich macht es sogar nur sehr wenig Mühe, was dich sicher freut. Und diese Mühelosigkeit ist ein Schlüsselelement der Faultierphilosophie.

Also keine Hektik. Mach dich bereit, dich zu entspannen. Hast du eine Decke zur Hand? Einen kuscheligen Schlafanzug? Vielleicht einen Becher Tee?* Gut. Jetzt lies weiter. Und sauge die Devise der Faultiere, es langsam angehen zu lassen, in dich auf.

---

* Bitte beachte, dass die Lebensphilosophie der Faultiere die besten/am wenigsten lächerlichen Elemente von *Hygge* übernimmt, auf die ganzen Kerzen und Socken aber verzichtet. Es geht nicht nur darum, sich die Zeit für ein Stück Kuchen zu nehmen. Außerdem ist »Faultier« leichter auszusprechen.

Befolge die SLOW-Methode für ein fauleres Leben

Das Mantra der Faultierphilosophie ist Entschleunigung. Um leichter in diese Welt hineinzufinden, befolge die hier umrissene SLOW-Methode (*slow* = langsam). Diese vier einfachen Tipps werden dir helfen, dein bestes, faulstes Ich zu entwickeln.

S

Schlaf aus. Die Welt ist besessen von der Frage, wie viel Schlaf wir bekommen – bizarr. Einerseits erklärt man uns, wie wichtig Schlaf sei, andererseits scheint Schlafmangel manchmal als Ehrenabzeichen zu gelten. *Oh, sie hat eine eigene Firma und braucht nur vier Stunden Schlaf. Verleihen wir ihr einen Preis,*

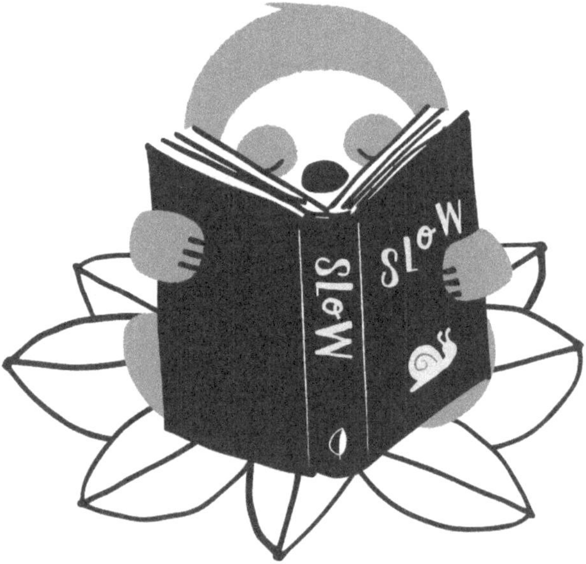

Ich lese schon seit vier Jahren in diesem Buch und könnte nicht zufriedener darüber sein.

den sie vor Erschöpfung nicht genießen kann! Aber was, wenn du, sagen wir, zwölf Stunden schläfst? Das scheint zu viel. Du wirst sicher irgendeine Trägheitskrankheit bekommen. Aber warum aus dem Ausschlafen eine große Sache machen? Tu es einfach. Schlafen ist gut für dich. Träumen ist gut für dich. Es ist toll für die Haut und das Immunsystem – und deine E-Mails können ein, zwei Stunden warten, während du den Daunengöttern huldigst.

L

Lass das Telefon zu Hause. Das scheint auf der Hand zu liegen, aber womöglich bekommst du bei der Vorstellung, dein Handy zu Hause zu lassen, eine Panikattacke. *Wie sollst du ohne GPS bloß das nächste Café finden?* Glaub mir: Du findest eins. Wir alle sind zu viel online. Ständig auf ein Display zu starren, ruiniert unser Hirn und dehnt unseren Taillenumfang. Nicht alle vier Minuten aufs Handy zu sehen, ist besser für dich. Aber zugleich ist es wirklich schwer. Versuche also zunächst, das Handy zu Hause zu lassen, wenn du das nächste Mal kurz einkaufen gehst oder gegenüber einen Flat White trinkst. Probiere aus, wie es sich anfühlt, fünf Minuten auf deine Westentaschentechnologie zu verzichten. Zehn Minuten. Und im Lauf der Tage oder Wochen arbeitest du dich hoch bis auf zwei Stunden. Die Benachrichtigungen können warten, bis du zurück bist – und du kannst in diesen paar Minuten oder Stunden tief durchatmen und es genießen, nicht jederzeit für das gesamte Universum erreichbar zu sein. Wenn du es nicht ertragen kannst, das Handy zu Hause zu lassen, versuche es mit dem Flugmodus. Du weißt schon: so, wie du es vor dem Start machst, damit dein Wi-Fi nicht das Flugzeug zum Absturz bringt.

O

Opferbereitschaft einschränken. Die Lebensweise des Faultiers zu übernehmen, erfordert eine Korrektur der inneren Einstellung. Verabschiede dich bewusst von der Vorstellung, dass du immer beschäftigt, engagiert, online und produktiv sein musst. Es ist völlig in Ordnung, manchmal unproduktiv zu sein. Genau genommen gilt das in der Faultierphilosophie als wichtig für die geistige Gesundheit. In der Praxis bedeutet es einfach, dass man ab und an auf ein Opfer verzichtet. Sicher, es gehören eine Menge Verpflichtungen zum Leben, und manche davon sind für das eigene Wohlergehen oder das unserer Lieben notwendig. Dazu gehört, die Katze zu füttern oder die Miete zu zahlen. Aber wir nehmen auch vieles auf uns, was wir nicht unbedingt tun wollen oder müssen. Zu entschleunigen und die Lebensphilosophie der Faultiere zu beherzigen, bedeutet auch, dass man nicht alles tun oder es allen recht machen muss. Beschäftigt zu sein ist kein Grund, stolz zu sein, wenn man dabei unglücklich ist.

W

Wozu die Eile? Stell dir selbst diese Frage jedes Mal, wenn dir alles zu viel wird oder du total gestresst bist. Frag dich, ob eine Aufgabe wirklich sofort erledigt werden muss. Ignorierst du dafür deine eigenen Bedürfnisse? Wenn du gerade einen revitalisierenden Spaziergang in der Frühlingssonne unternehmen willst, aber eine E-Mail von deinem Steuerberater bekommst, der eine fehlende Rechnung braucht, was dich dazu veranlasst, deine Mails zu checken und du eine Nachricht von einer Freundin siehst, die dich nach Ideen für den morgigen Ausflug aufs Land fragt, woraufhin du dieses Museum recherchierst, von dem du gehört hast, damit du ihr den Link gleich mitschicken kannst – und schon ist eine Stunde vergangen, und irgendwie hast du online vier Paar Schuhe gekauft (was dich auch daran erinnert, dass du vor dem Ausflug deine Sneakers waschen, den verdorbenen Salatkopf aus dem Kühlschrank wegwerfen und die Schule anrufen solltest) … du musst deine Prioritäten überdenken. Tritt einen Schritt zurück. Versuch, jedes Dringlichkeitsgefühl zu relativieren. Denk an früher, als unsere Großeltern ihren Freunden und Angehörigen in Übersee Briefe per Schiff schickten. Sich gegenseitig auf den neuesten Stand zu bringen, dauerte zwei Wochen. Und sie haben es alle überlebt. Atme tief durch. Nimm dir vor, die Dinge später zu erledigen. Oder morgen. Wenn überhaupt. Wird irgendjemand oder irgendetwas darunter leiden, wenn du zuerst einen Spaziergang unternimmst?

Test

Welcher Faultiertyp bist du?

Das ideale Buch für dich ist:

A. lustig und unterhaltsam; vorzugsweise bebildert; vielleicht irgendein Manga

B. das neueste literarische Werk; wahrscheinlich von Zadie Smith oder Ali Smith

C. vorzugsweise etwas über Astrologie und definitiv ein Hörbuch (wer hat heute noch die Energie, ein Buch in der Hand zu halten?)

D. irgendwelche eilig auf den Markt geworfenen Lebenserinnerungen – von jemandem, der seit nicht einmal acht Monaten berühmt ist

E. etwas Inspirierendes wie *Mit vollem Einsatz leben, nichts anbrennen lassen und das Leben ganz doll lieben*

Wenn deine Chefin dir sagt, dass etwas dringend erledigt werden muss, dann:

A. hältst du den Daumen hoch und beschließt, dich nach dem Mittagessen daranzumachen; wahrscheinlich morgen nach dem Mittagessen

B. überlegst du dir im Stillen, wie du es am besten angehst

C. machst du ein Nickerchen

D. besorgst du dir was zu knabbern und siehst dir dann im Internet ein Video mit einer Anleitung an

E. sagst du alle Termine ab, öffnest ein Tabellenkalkulationsprogramm und wartest auf die wachsende Panik

Test

Wenn du einen Imbiss brauchst, greifst du zu:

A. Knabberzeug mit Käsegeschmack

B. grünem Tee und Sushi

C. Müsli mit Marshmallows

D. einer Flasche Nahrungsersatzmittel

E. einer Flasche Wasser

Wenn du deine Lebenseinstellung mit einer Floskel zusammenfassen müsstest, wäre diese:

A. Irgendwo ist es 4.20 Uhr.

B. Stille ist nicht leer, sie ist voller Antworten.

C. Schlafen! Vielleicht auch träumen!

D. Bringt Frauen und Kinder in Sicherheit.

E. Hart arbeiten, sich so richtig ins Zeug legen.

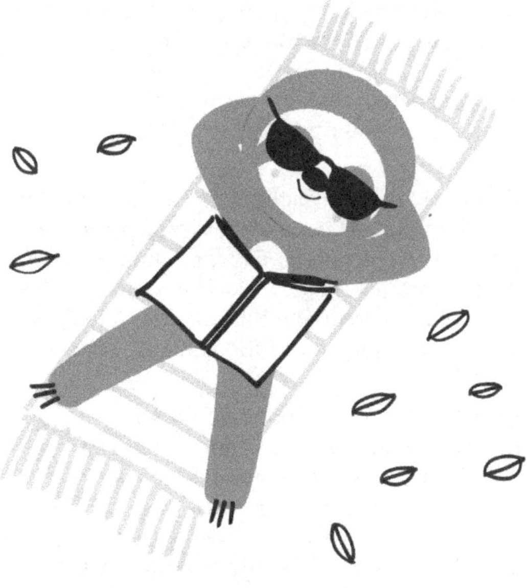

Liegt seit 1981 in der Sonne.

Ergebnis

Hauptsächlich A: megagechilltes Faultier. Dich bringt so schnell nichts aus der Ruhe. Du isst am liebsten deine Blätter und chillst. Deine Freunde lieben dich für deine undramatische, entspannte Weltsicht.

Hauptsächlich B: meditatives Faultier. Du bist unabhängig und introspektiv, magst Strände, bist meist Waage oder Skorpion und nimmst dir die Zeit, die Nägel zu lackieren und ein Buch zu lesen. Intellektuelle Stimulation, Alleinsein und Selbstpflege, danach sehnst du dich.

Hauptsächlich C: Faultier-Göttin Aergia. Manche Menschen sind energiegeladen, praktisch veranlagt und voller Elan. Andere dagegen sind wie du Träumer, die nur für das nächste Nickerchen leben. Du weißt, dass zwölf Stunden Schlaf deine Batterien am besten wiederaufladen. Wie Aergia, die Göttin der Faulheit, lebst du fürs Faulenzen.

Hauptsächlich D: das Faultier, das einem immer vom neuesten Faultier-Meme erzählt. Vor dem Computer zu sitzen* ist dein persönlicher Faultierstil, und du hattest mindestens einen Post in den sozialen Medien, der sich virusartig verbreitet hat. Du liebst die Popkultur, hältst dich über die neuesten Memes auf dem Laufenden, probierst topaktuelle Trends aus und entspannst am besten mit hochgelegten Füßen. Deine Freunde lieben dich, weil du immer über alles informiert bist.

Hauptsächlich E: rasendes Faultier. Du bist weniger ein Faultier als vielmehr ein Gepard. Denk an die SLOW-Methode und versuche, dich ein bisschen zu entspannen – zu viel Herumgerenne kann deiner Gesundheit schaden. Wenn Faultiere sich zu schnell bewegen, können sie sogar sterben, weil sie zu viel Energie verbrauchen. Lass dir das eine Warnung sein.

---

* Nicht am Pult oder am Laufband-Schreibtisch zu stehen, wohlgemerkt. Deine Bildschirmzeit ist definitiv sitzende Zeit.

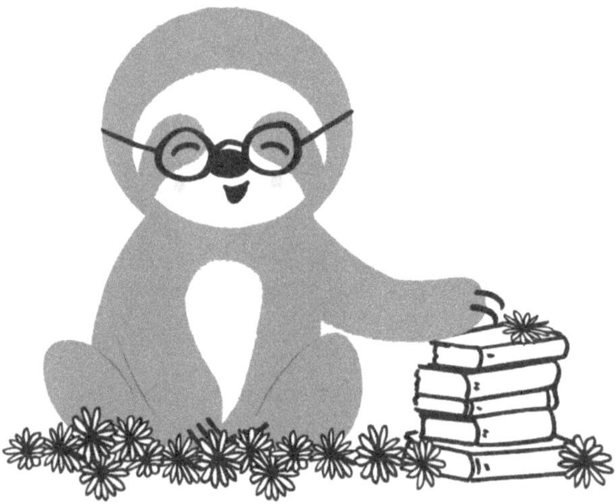

Das ist mein Bücherstapel. Er sollte fürs Leben reichen.

Berühmte Anhänger der Faultierphilosophie

Die Lebensphilosophie der Faultiere hat ihre eigenen Helden – Männer und Frauen, die spät aufstehen, prokrastinieren, viele Pausen machen und (Überraschung) die Dinge in ihrem eigenen Tempo erledigen. Weil sie berühmt und erfolgreich waren, verbindest du mit ihnen vielleicht keine Faultierlebensweise. Aber sei versichert: Wenn du dich erst einmal ausruhst, kommst du wahrscheinlich am Ende auch auf den Trichter – genau wie die Siegertypen, von denen du gleich liest.

DOUGLAS ADAMS

Douglas Adams fiel der Titel seines Romans *Per Anhalter durch die Galaxis* ein, als er betrunken auf einem Feld lag – nicht das erste Mal, dass Trunkenheit oder ein Nickerchen sich ausgezahlt haben, also sollte uns das eine Lehre sein. Er war notorisch schlecht im

Einhalten von Abgabeterminen und sagte: »Ich liebe Abgabetermine. Ich liebe das zischende Geräusch, das sie machen, wenn sie verstreichen.« Sein Lektor soll sich einmal drei Wochen lang mit ihm in einem Hotelzimmer eingeschlossen haben, um sicherzustellen, dass er *Macht's gut und danke für den Fisch* zu Ende schrieb und abgab. Er erinnerte sich sogar, sehr wenig für die Uni getan zu haben – in drei Jahren beendete er ebenso viele Hausarbeiten. Dennoch machte er seinen Abschluss und wurde einer der erfolgreichsten und bekanntesten englischen Schriftsteller – alles in seinem eigenen Tempo.

LEONARDO DA VINCI

Rate mal, wie lange der berühmte Held der Faultierphilosophie für die *Mona Lisa* brauchte? (Vergiss nicht, das Gemälde ist nur 77 mal 53 cm groß.) Ein Jahr? Drei Jahre? Die Gelehrten glauben, es könnten bis zu fünfzehn Jahre gewesen sein. Zum Vergleich: Der eifrigere Michelangelo benötigte nur vier Jahre für seine Fresken in der Sixtinischen Kapelle. Heute interessiert es kaum jemanden, wie lange die Leute in der Vergangenheit für etwas gebraucht haben – was zählt, ist, dass sie es irgendwann, als ihnen danach war, fertig bekommen haben. Da Vinci benötigte auch 25 Jahre für eine Auftragsarbeit, die nach sieben Monaten hätte fertig sein sollen – die erste Rate der Bezahlung für die *Felsgrottenmadonna* erhielt er 1483 und die letzte 1508. Und was hat er in der Zwischenzeit getrieben? Herumgekritzelt. Den Hubschrauber, den Fallschirm und den Panzer erfunden.

LORD MELBOURNE

Lord Melbourne war nach allem, was man hört, kein Ausnahmepremier. Er führte keine großen Kriege und machte keine bemerkenswerte Politik. Bekannt ist er hauptsächlich für seine außerehelichen Affären während seiner Amtszeit und seine enge Beziehung zu Königin Victoria. Nichts zu tun, war sein Standard, »Warum es nicht in Ruhe lassen?« sein Mantra (zusammen mit den Wörtern »Verzögerung« und »verschieben«). Er war ein Mann, der seinen Job adäquat ausfüllte – danach können wir alle streben.

FRANK LLOYD WRIGHT

Es war eine Situation, wie sie vielleicht jedem Anhänger der Faultierphilosophie bekannt vorkommt (und die Angst in denen aufsteigen lässt, die glauben, man müsse alles immer frühzeitig erledigen), als Frank Lloyd Wright in letzter Minute Belege für die Arbeit an einem Auftrag zusammenschustern musste, den er in Wirklichkeit ignoriert hatte. Seinen Mitarbeitern zufolge erhielt Wright unverhofft einen Anruf seines Auftraggebers Edgar Kaufmann senior, der vorbeischauen wollte, um sich die Pläne für sein neues Haus, Fallingwater, anzusehen. Wright hatte dem Geschäftsmann versichert, daran zu arbeiten, obwohl er seit ihrem ersten Treffen neun Monate zuvor keinen Handschlag getan hatte. In den zwei Stunden, die Kaufmann für die Fahrt zu Wright brauchte, zeichnete der Architekt rasch Pläne für das heute weltberühmte Gebäude. Dies sollte uns alle etwas lehren: Was wie Faulheit wirkt, ist oft bloß die effizienteste Methode. Warum sollte man neun Monate mit etwas verbringen, das man in zwei Stunden erledigen kann?

EDITH WHARTON

Die berühmte amerikanische Autorin von *Das Haus der Freude* schrieb gern im Bett. (Wenn wir ein Anwesen in Massachusetts hätten, würden wir das vielleicht auch alle tun.) Ihr Freund Gaillard Lapsley beschrieb einen typischen Tag der Autorin: »Sie balancierte ihre Schreibunterlage, auf der bedrohlich ein Tintenfass thronte, auf dem Knie, unterm linken Arm den aktuellen Hund, und das Bett mit Korrespondenz, Zeitungen und Büchern übersät.« Hunde, Bücher und ein Bett. Klingt doch vernünftig, oder? Keine grauen Bürowaben oder schicken Schreibtischstühle nötig, um arbeiten zu können. Die Edith Wharton Restoration hat die luxuriöse Schlafzimmer-Suite der Autorin (Schlafzimmer, Boudoir und Bad), in der sie schrieb, sogar restauriert, also kannst du sie dir selbst ansehen und dich inspirieren lassen.

COLETTE

Colette war über dreißig und fühlte sich wie eine Versagerin, da sie als Schriftstellerin noch keinen Erfolg hatte. (In einer Welt der siebzehnjährigen Überflieger bekam man nur zu leicht das Gefühl, man sei zu alt und hätte seine Chance auf Ruhm verpasst.) Dennoch gab sie nicht auf und folgte dabei einem sehr streng geregelten Tagesablauf: Erst nachdem sie ihre Französische Bulldogge getrimmt hatte, begann Colette zu schreiben. Klingt vernünftig.

»Schreiben! Lust und Leid der Müßiggänger!«, sagte sie.

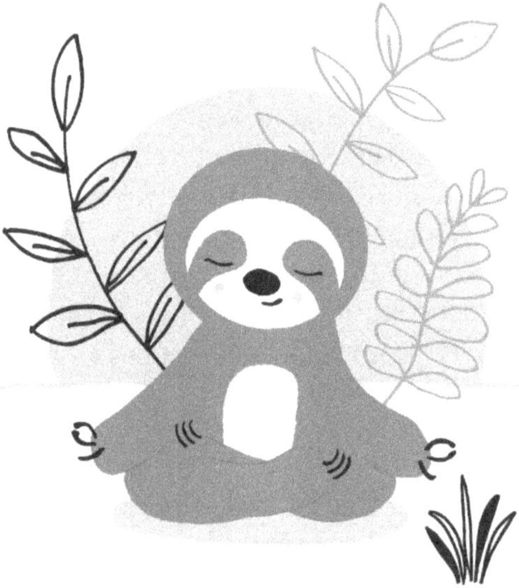

Wenn ich opponierbare Daumen hätte,
würde ich das Om-Zeichen machen.

Zweiter Teil
Leitfaden für die Praxis

Gesundheit und Wohlbefinden

In einer Welt der Extremsportarten,
85-Stunden-Wochen und des Fast Foods
kann die Weisheit der Faultiere dir helfen
zu entschleunigen, dich zu entspannen
und das Gleichgewicht wiederzuerlangen.

Die Weisheit der Faultiere

Mehr Gesundheit durch Entschleunigung

»Wenn du schnelle Linderung suchst, mach langsamer.«

Lily Tomlin

Faultierfakt: Faultiere sind die langsamsten Säugetiere der Welt. Am Boden beträgt ihre Höchstgeschwindigkeit etwa vier Meter pro Minute. Im Notfall (muss in den nächsten vier, fünf Tagen aufs Klo!) erreichen sie etwa viereinhalb Meter pro Minute.

Sportschuhproduzenten, Fitnessblogger und die Olympischen Spiele wollen uns glauben machen, dass Extremsportarten und viel Bewegung bewundernswert sind. Denn intensives Fitnesstraining mit jeder Menge Cardio ist zum Synonym für Disziplin und persönlichen Einsatz geworden, abgesehen davon, dass es für unsere Gesundheit und unser Wohlbefinden allgemein wichtig sei. *Vergiss jede Mäßigung und lauf einfach einen Marathon, mach täglich fünfzig Crunches oder besteig den Kilimandscharo* – dies ist der Weg zu Wohlbefinden und Langlebigkeit, zu dem man uns ermuntert. Gott helfe jedem, der mit schwachen Knöcheln oder einem Innenohrproblem geboren wurde.

Aber jetzt ist die Faultierphilosophie da, und die besagt, dass Fitnesstraining was für Trottel ist. Oder um es milder zu formulieren: Es gibt mehr als eine Methode, gesund zu bleiben, und sich bei einem 18-Stunden-Ultramarathon völlig zu verausgaben, gehört nicht dazu. Wissenschaftler finden jetzt allmählich heraus, was Faultiere bereits wissen: Sich langsam zu bewegen, hat Vorteile. Ganz genau. Aktivitäten wie Yoga und Tai Chi Chuan (auch als langsame Bewegungstherapie bekannt) reduzieren erwiesenermaßen chronische Schmerzen. Manche, die diese gechillten Fitnessprogramme praktizieren, geben sogar an, weniger Opiate einzunehmen als vorher. Und eine Studie des Bostoner Tufts Medical

Center aus dem Jahr 2008 kam zu dem Ergebnis, dass zwölf Wochen Tai Chi Chuan helfen, das Schmerz- und Stressniveau von Arthritispatienten zu senken. Eine Theorie, warum diese schonenden Übungen so gut wirken, lautet: Die langsamen Bewegungen erhöhten unsere Entspannungsreaktion. Dies wiederum senke unsere Stressreaktion und stärke das Immunsystem. Sogar ein Spaziergang in flottem Tempo kann sich positiv auswirken – und ist viel schonender für die Knie als Joggen.

Egal, für welche Art von langsamer Bewegung du dich entscheidest, langsames, regelmäßiges Atmen und kontrollierte Bewegungen sind der Schlüssel. Erinnert dich das an irgendwas? Genau, an die Faultiere. Es gibt einfach mehr als eine Methode, um sich in Form zu bringen und gesünder zu werden.

Die Weisheit der Faultiere

Tief atmen – auch wenn du kopfüber hängst

Faultierfakt: Faultiere fixieren ihre inneren Organe, damit deren Gewicht nicht auf Zwerchfell und Lunge drückt. Dadurch können sie in jeder Stellung leicht atmen – eine evolutionäre Notwendigkeit, wenn man bedenkt, dass die Lieblingsstellung der Faultiere kopfüber ist.

Richtig atmen sollte doch wohl kinderleicht sein. Unser Leben hängt davon ab. *Ich atme ja gerade jetzt*, denkst du vielleicht. *Was ist denn dabei?* Das Problem ist, dass wir häufig nicht wirksam atmen, und das kann sich negativ auf unsere Gesundheit auswirken. Wir sind angespannt, sitzen krumm da oder sind so abgelenkt, dass wir kaum mehr als einen kleinen Hauch ein- oder ausatmen. Computer und Stress sind die Hauptschuldigen. Die schlechte

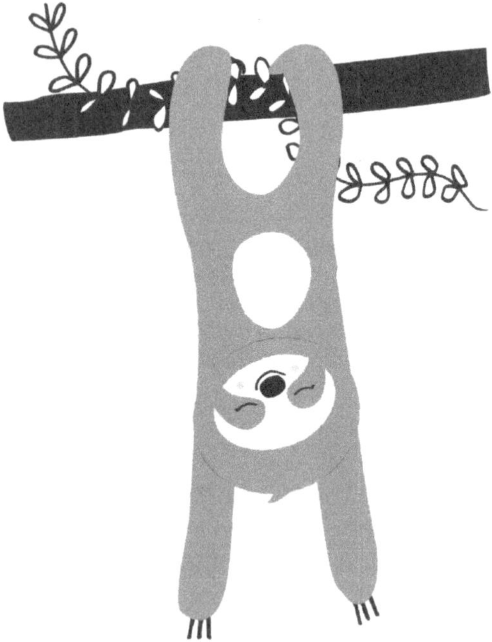

Aufrecht zu stehen, ist was für Trottel.
Versuch es doch mal kopfüber.

Haltung, in der wir auf unseren Laptops herumtippen, führt dazu, dass die Rippen sich ins Zwerchfell graben, sodass die Lunge nicht genügend Raum hat, sich auszudehnen. Stress kann unsere Atemzüge kurz und flach machen – ein Zustand, der unzulängliche Atmung genannt wird.

Tiefes Atmen zu üben ist wichtig, denn es kann Stress mindern und den Blutdruck senken. Es fördert die Heilung, weil der Sauerstoffgehalt im Blut erhöht wird, und soll sogar Entzündungen reduzieren. Eine Studie der Medical University of South Carolina aus dem Jahr 2016 kam zu dem Ergebnis, dass schon eine zwanzigminütige Atemübung die Zytokinwerte im Speichel senkt – Zytokine sind Biomarker für Entzündungen. Das bedeutet, dass sich wenige Minuten achtsames Atmen auf molekularer Ebene vorteilhaft auf unseren Körper auswirken. Und weil die Wunderkraft besseren Atmens wissenschaftlich bewiesen ist, werden Atemübungen von Yogis über militärisches Personal bis hin zu Leistungssportlern praktiziert. Also richte dich auf. Nimm die Schultern zurück. Gib der Lunge Raum, sich auszudehnen. Und mach einen tiefen Atemzug. Mach zwei. Mach weiter damit. Fühlt sich gut an, oder?

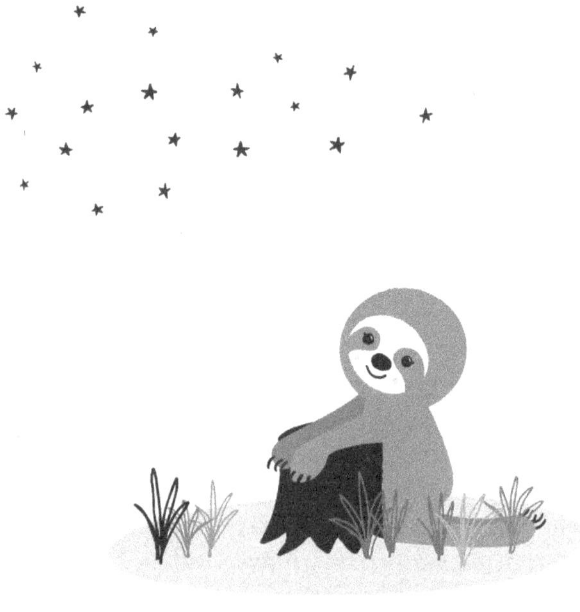

Ich würde ja die Sterne zählen,
wenn ich nicht so faul wäre.
Am besten einfach betrachten und genießen.

Die Weisheit der Faultiere

Suche die Stille

Faultierfakt: Faultiere haben klitzekleine Ohren und hören nicht sonderlich gut. Sie verbringen den Großteil ihres Lebens in relativer Stille. Ah, welche Wonne ...

Lärmverschmutzung kann unserer körperlichen und psychischen Gesundheit schaden, aber im Gegensatz zu Faultieren können wir uns nicht in die Baumwipfel zurückziehen, wenn es uns zu viel wird. Über längere Zeit großem Lärm ausgesetzt zu sein, kann zu Gehörschäden, Schlafstörungen, Bluthochdruck und Stress führen. Die Weltgesundheitsorganisation empfiehlt nicht mehr als 50 Dezibel in Wohngebieten, was für einen Großteil der Bevölkerung Wunschdenken bleibt. (Zum Vergleich: Sirenen haben 120 Dezibel, Baulärm kann zwischen 80 und 90 Dezibel erzeugen, und der Lärm einer vorüberfahrenden U-Bahn beträgt etwa 80 Dezibel.) Unsere Städte sind so laut geworden, dass Rotkehlchen mittlerweile lieber nachts als tagsüber singen, wie Wissenschaftler herausfanden. Was immer die Vögel sich mitzuteilen haben, tagsüber können sie es in unseren Großstädten nicht mehr.

Wenig überraschend finden sich acht der zehn lautesten Stadtbezirke Großbritanniens, gemessen an den Strafanzeigen pro 1000 Einwohner, in London. Londoner machen gerne Party. Und New York ist auch nicht besser: Jedes Jahr wird mehrere hunderttausend Mal Anzeige erstattet. Nicht umsonst wird New York als die Stadt bezeichnet, die niemals schläft!

Zwar brauchen wir nicht gleich umziehen, aber wir können etwas tun, um die Lärmverschmutzung, der wir uns aussetzen, abzuschwächen. Falls du also nicht sowieso planst, demnächst deine Sachen zu packen und autark in der Wildnis in einem kleinen Häuschen zu leben, dann bekommst du hier ein paar praktische Tipps für mehr Ruhe und Frieden in deinem Leben:

Unterwegs:

- Trage Ohrstöpsel oder schallisolierende Kopfhörer.
- Meide große Baustellen, laute Partys und die U-Bahn; gehe stattdessen im Park spazieren – mal sehen, was die Füchse so treiben.

Zu Hause:

- Denk über Lärmschutzfenster nach, wenn du an einer viel befahrenen Straße wohnst.
- Investiere in eine Soundmaschine, die weißes Rauschen erzeugt (oder lade dir eine entsprechende App herunter).
- Schick deine Kinder aufs Internat.*
- Tausch den kläffenden Hund gegen eine leise Katze ein.**
- Nimm dir an irgendeinem abgelegenen Ort eine kurze Auszeit.

---

* Das ist natürlich ein Witz, aber du hättest dann wirklich mehr Ruhe und Frieden. Von daher … musst du wissen.

** Dito.

Vielleicht naht für Stadtbewohner schon Linderung durch eine bessere Stadtplanung, bei der Straßen durch Fahrradwege oder Schienen ersetzt werden und man in leisere Züge und U-Bahnen investiert. Aber bis es so weit ist, halte inne, lausche und achte auf deine Umgebung, sooft du kannst. Und wenn dir Trubel und Lärm des Alltags zu viel werden, suche einen ruhigen Ort auf, um dem für eine Weile zu entkommen. Und wenn du schon dabei bist, mach ein Nickerchen.

Langsam, Faultier. Ganz langsam.
Lässiger Hängeschläfer am Baum.
Jeder Tag ein Freitag.

Die Weisheit der Faultiere

Lass dich von den Hatern nicht fertigmachen

Der französische Naturwissenschaftler Georges-Louis Leclerc de Buffon (1707–1788) beschrieb in seiner Naturgeschichte als Erster die Faultiere: »Die Trägheit, die Dummheit, das Nichtgefühl ihres eigenen Daseins, ja selbst der ihnen zur Gewohnheit gewordene Schmerz, sind Folgen dieser wunderlichen und vernachlässigten Bildung«, schrieb er ziemlich unfreundlich. »Diese Faultiere machen die äußerste Grenze des Daseins in der Reihe der Tiere, so Fleisch und Blut haben, noch ein Mangel mehr, und ihre Existenz wäre unmöglich gewesen.«

Das Leben kann manchmal hart sein. Ob du nun ein Faultier oder ein Mensch bist – die Leute können sich abfällig über dein Äußeres, deine Lebensweise, deine vermeintlichen »Mängel« äußern. Vielleicht sagen sie gemeinen und kleinkarierten Scheiß, der sich negativ auf deine Psyche auswirkt.

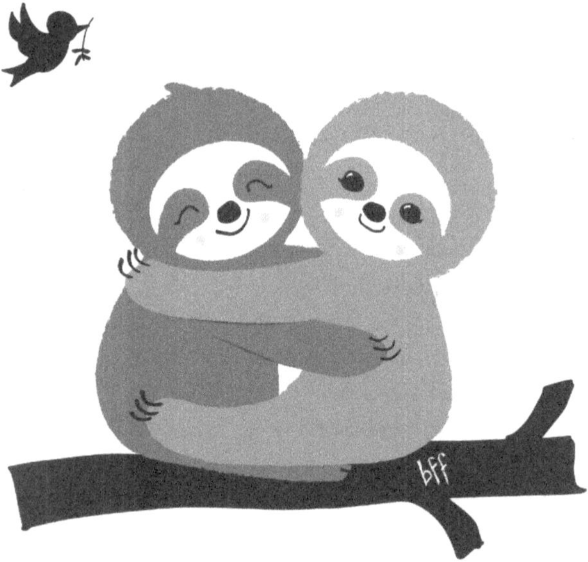

»Ich verzeihe euch nicht,
dass ihr unsere kostbaren Regenwälder zerstört,
aber ich hab euch trotz eurer Fehler lieb.«

Online können Kommentare besonders grausam sein. Und wir selbst sind oft unser schärfster Kritiker: Womöglich bekommst du das Gefühl, dass niemand an dich glaubt, dass du völlig falsch in deinem Job bist, dass du es vermasselt hast oder es nicht wert bist, geliebt zu werden.

Aber Faultiere wissen zum Glück nicht, dass sie »langsam« oder »dumm« sind oder von irgendeinem Wissenschaftler für die »äußerste Grenze des Daseins in der Reihe der Tiere« gehalten werden. Wenn sie sich Buffons abschätzige Beurteilung zu Herzen genommen hätten, hätten sie vielleicht aufgegeben. *Hat doch alles keinen Sinn*, hätten sie gedacht. *Niemand mag uns. Wir sind ganz falsch entworfen worden. Wir sind nur ein wunderlicher Fehler.* Und doch sind sie nicht verzweifelt, sind dem Aussterben entgangen, haben es bis in die heutige Zeit geschafft und sind still und leise zu einer der faszinierendsten Tierarten der Welt geworden. Ihre Langsamkeit ist ein Aktivposten. Ihre ungewöhnliche Anatomie ist niedlich. Sie leben ihr langsames, faules Leben so, wie es von Anfang an gedacht war.

Das Faultier lebt seine Wahrheit. Wir anderen

sind es, die ihre Lebensweise verändert haben und jetzt seinen Wert erkennen.

Und das, mein Freund, ist der Weg des Faultiers. Ignoriere die Hater. Mach dein eigenes Ding. Und wenn deine Verleumder offen und hellsichtig genug sind, wissen sie dich irgendwann vielleicht sogar zu schätzen.*

* Sonst scheiß auf sie. Du bist die Beste.

Die Weisheit der Faultiere

Bäume sind deine Freunde: Gib dich dem Waldbaden hin

Faultierfakt: Faultiere verbringen den Großteil ihrer Zeit auf Bäumen. Sie ziehen die Natur den Menschen vor. Wahrscheinlich sind sie unter anderem deshalb so entspannt.

Es gibt einen coolen Wellness-Trend, von dem du vielleicht schon gehört hast: Waldbaden (keine Sorge, ihr Prüden – man kann angezogen waldbaden). Populär wurde es in Japan, wo es seit den 1980ern ein wichtiger Teil der Präventivmedizin ist. *Shinrin Yoku* bedeutet »waldbaden« oder »die Waldatmosphäre in sich aufnehmen«. Zeit in der Natur zu verbringen – ganz buchstäblich Bäume zu betrachten –, senkt erwiesenermaßen den Blutdruck und den Stress und verbessert die Qualität des Schlafs, die Stimmung, das Energielevel und die

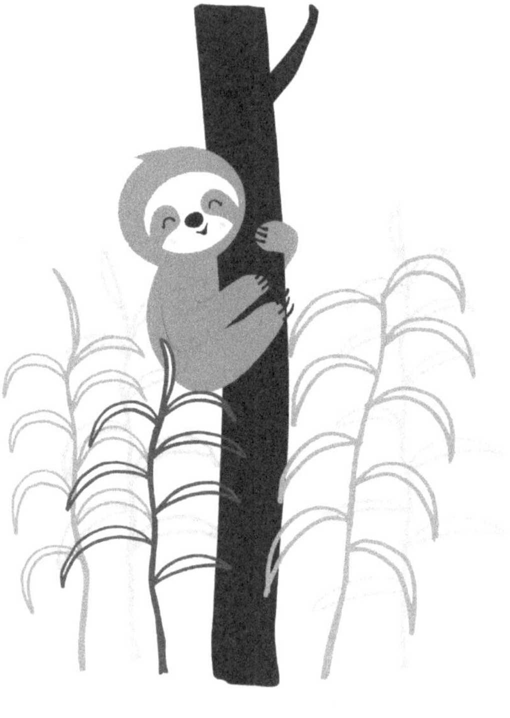

Ob es deine beste Freundin oder ein Baum ist – manchmal tut es einfach gut, etwas zu knuddeln.

Konzentrationsfähigkeit. Faultiere wissen das natürlich schon – deshalb sind sie ja so gechillt. Also suche dir einen Wald und stell dich hinein. Ein kleiner Park tut es auch. Atme ein und aus, sieh dich um und dann los: Knuddele einen Baum. Du wirst dich besser fühlen.

Es funktioniert auch auf einem Fleckchen Rasen. Und wenn du gar nicht hinauskannst, deck dich mit Zimmerpflanzen ein. Sie können die Produktivität und das Konzentrationsvermögen um bis zu 15 Prozent steigern, reduzieren zugleich Stress und geben deiner Stimmung Auftrieb.

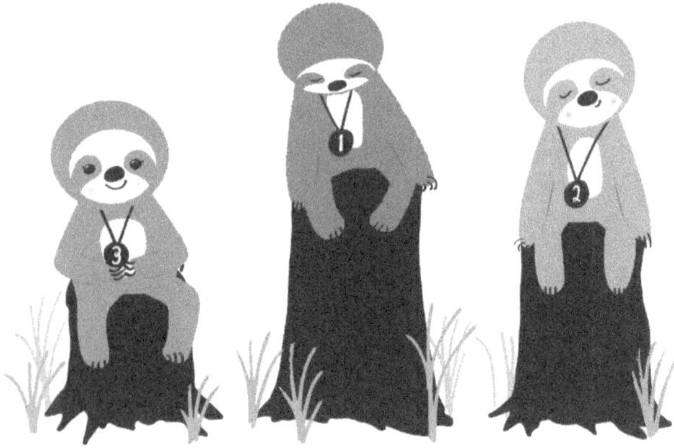

Als die Faultiere auf ihre jeweiligen Podeste geklettert waren, war es der nächste Morgen, und die Leute waren alle nach Hause gegangen.

Die Weisheit der Faultiere

Die Faultierphilosophie des Sports

»Ich glaube nicht, dass Not erfinderisch macht – meiner Meinung nach gehen Erfindungen aus dem Müßiggang hervor, wenn nicht sogar aus der Faulheit. Das Bestreben, sich Arbeit zu ersparen – das ist das große Geheimnis.«

Agatha Christie

American Football werden wir überspringen, auch wenn es der Sport ist, der am langsamsten vorankommt, wenn man es recht bedenkt. Auf jede drei Sekunden Action kommen fünfzehn Minuten, in denen alle rumstehen und diskutieren. Und wir wissen alle, dass man dabei Gehirnerschütterungen und Schlimmeres riskiert. Sehen wir uns also stattdessen andere sportliche Betätigungen an, die die Philosophie des Faultiers beherzigen und bei denen man sich nicht verletzt.

Curling

Dieser Sport ist schwieriger, als er aussieht, und geht höllisch auf die Knie und die Oberschenkelmuskulatur. Aber dabei *zuzusehen* ist beruhigend und aufregend zugleich. Der Stein gleitet elegant übers Eis, hinter den wie die Irren wischenden Leuten hinterher. Es ist ein Sport, der Würde und Teamarbeit erfordert.

Shuffleboard

Dieser vornehme Sport ähnelt dem Curling, bloß dass er viel langsamer ist und mit leichterer Ausrüstung auskommt. Mit einem Stock stoßen die Spieler eine schwere kleine Scheibe über die Spielbahn mit dem Ziel, sie auf ein Feld mit möglichst hoher Punktzahl zu befördern. Das Team mit der höchsten Punktzahl gewinnt. Wegen der minimalen körperlichen Anforderungen wird dieses Spiel häufig mit älteren Menschen in Verbindung gebracht – aber weil jeder, der etwas auf sich hält, neuerdings faul ist, ist es in letzter Zeit auch bei Hipstern populär geworden.

Darts

Dieses Spiel ist der Inbegriff der Faultierphilosophie, denn im Grunde dreht sich bei diesem Sport (in seiner einfachsten Ausprägung) alles darum, etwas zu trinken und sich mit seinen Freunden zu amüsieren, während man gelegentlich die Arm- und Augenmuskeln gerade so weit bemüht, dass man einen Pfeil in Richtung Wand werfen kann. Häufig gibt es einen optimalen Zeitpunkt, an dem man so viel Bier getrunken hat, dass man richtig gut wird, bevor es dann abwärts geht und man den Pfeil in Richtung Tisch oder auf den Boden wirft.

Schwimmen

Genauer gesagt baden. Eine Studie der britischen Loughborough University kam zu dem Ergebnis, dass man beim Sitzen in einem Whirlpool etwa 140 Kalorien in der Stunde verbrennt. Außerdem sanken die Blutzuckerwerte der Probanden leicht. Also genieße Sauna, Whirlpool und Schaumbad bei jeder Gelegenheit. Denn passiv zu sein, genau darauf kommt es an. Oder schwimm gemütlich ein paar Runden – schließlich dreht sich bei der Faultierphilosophie alles darum, schön langsam zu machen, und zwar so, dass es sich für dich gut anfühlt.

Krocket

Ja, das ist Sport. Ich habe es nachgeschlagen. Und einen vornehmeren und langsameren Sport wirst du so schnell nicht finden. Entstanden ist er in England oder vielleicht auch in Frankreich (zur Weisheit der Faultiere gehört auch, sich nicht an solchen Kleinigkeiten aufzuhängen). Dabei schlägt man mit einem sogenannten Mallet, einem Schläger, einen schweren Ball mit Schmackes durch einen u-förmigen Drahtbügel. Édouard Manet hat Leute beim Krocket gemalt, ebenso Norman Rockwell und Winslow Homer. Der springende Punkt ist nämlich: Krocket wird so langsam gespielt, dass die Künstler es malen konnten.

Tennis

Ein kleines, durch ein Netz unterteiltes Spielfeld. Auf jeder Seite ein Spieler mit einem Schläger. Tennis ist ein unkomplizierter Sport, der für den Zuschauer einfach zu verfolgen ist (bis auf die Zählweise – die ist im Großen und Ganzen verwirrend).

Das befriedigende *Pock*, mit dem der Schläger den Ball trifft, der Bogen, mit dem das kleine Ding über den Platz segelt, das unheimliche Stöhnen der Spieler beim Aufschlag. Es ist, als sähe man sich eine Partie *Pong* an – jenes Videospiel aus den Siebzigern, das in Schwarz-Weiß und 2-D ein Tischtennisspiel simulierte –, bloß im echten Leben. Apropos: Auch Tischtennis ist ein toller Sport im Sinne der Faultierphilosophie, falls Tennis dir zu viel ist.

Boccia

Boccia ist wie Bowling, bloß dass man die Kugeln nicht über eine glatte Holzbahn rollt, sondern über die Erde. Folglich ist dies ein toller Sport für jeden, dem Bowling zu schnell ist. Man wirft eine kleine Kugel auf einen ebenen Platz, und dann wirft man vier weitere Kugeln so nahe wie möglich an die erste heran. Das Team, dessen Kugeln der Zielkugel am nächsten liegen, gewinnt. Beim Boccia wird viel herumgestanden, was einem Zeit gibt, etwas zu trinken und zu plaudern, und das ist sowieso das Beste am Sport. Wenn die Leute die Gelegenheit bekommen, etwas zu trinken, werden sie jedes Spiel spielen, egal wie abgedreht, und Boccia ist da genau das Richtige.

Test

Welcher Faultiersport eignet sich am besten für deine Persönlichkeit?

Wenn du dir einen richtig vergnüglichen sportlichen Tag vorstellst, siehst du vor deinem geistigen Auge:

A. einen Fernseher

B. eine lange Straße, die sich vor dir erstreckt, an den Straßenrändern Leute, die dich anfeuern

C. Pferde, eine Rennbahn und ein paar alte Kumpel aus deiner Studienzeit

D. ein gutes, faires Spiel zwischen zwei talentierten Menschen oder Mannschaften

Was ist dein ideales Sportgetränk?

A. Bier

B. Vitamindrinks mit B12

C. Champagner

D. Wasser mit Zitrone

Die beste Montur:

A. Jeans und Polohemd

B. atmungsaktive Funktionskleidung

C. ein Leinenanzug

D. ganz in Weiß

Ergebnis

Hauptsächlich A: Darts. In deiner Stammkneipe bist du legendär. Jacob, Will und die anderen Jungs sprechen immer noch von dem Tag, an dem du bei der Demonstration eines einarmigen Liegestützes auf dem Tresen eingeschlafen bist.

Hauptsächlich B: 800-Meter-Lauf. Du hast viel Energie. Faultiersportarten sind wahrscheinlich nichts für dich, aber deine Knie werden für all deine Aktivitäten bezahlen, wenn du älter bist.

Hauptsächlich C: Krocket. Du bist auf eine High-Society-Art träge. Dich schnell zu bewegen oder dich anzustrengen hast du gar nicht nötig, weil du Leute hast, die du dafür bezahlst.

Hauptsächlich D: Tennis. Ein großartiger Sport für Leute, die keinen Sport mögen.

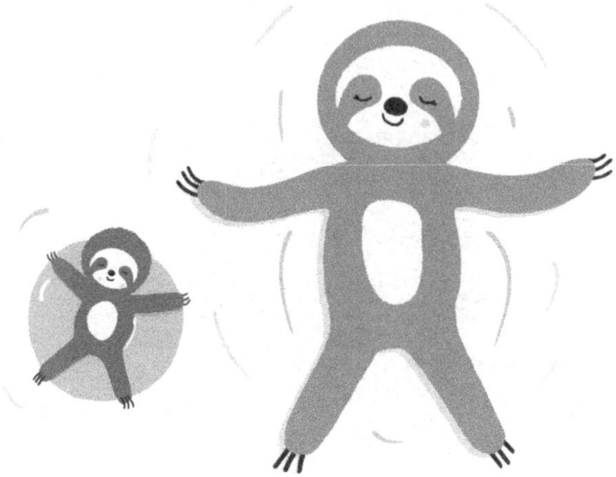

Zorbing ist bei Faultieren beliebt, obwohl ihre scharfen Krallen ein Problem darstellen können.

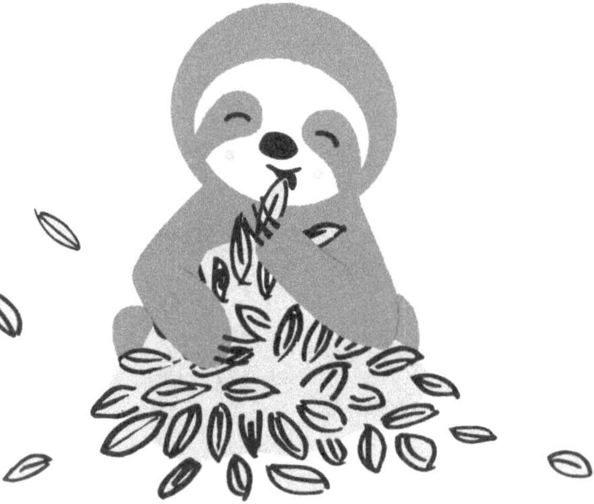

Der glücklichste Salatesser ever.

Essen und Trinken

Wie soll man heute noch Sushi genießen, wenn man weiß, dass es vielleicht Blei oder Plastik enthält? Was, wenn ich meine Bio-Babynahrung nicht selbst zubereite? Und wie viel Wein ist zu viel Wein? In der Faultierphilosophie des Essens geht es darum, höllisch gechillt zu sein und zu verzehren, wonach einem der Sinn steht.

Die Weisheit der Faultiere

Iss langsam

»Das Streben nach Langsamkeit, das als einfache Rebellion gegen die Verarmung des Geschmacks in unserem Leben beginnt, ermöglicht es, ihn wiederzuentdecken.«

Carlo Petrini, Gründer der internationalen Slow-Food-Bewegung

Faultierfakt: Faultiere benötigen bis zu einem Monat für die Verdauung einer Mahlzeit. Das nenne ich Slow Food! Sie haben den langsamsten Stoffwechsel im Tierreich.

Zwar haben wir keinen Einfluss darauf, wie schnell wir unser Essen verdauen, aber wir können uns darum bemühen, es langsamer und genussvoller zu *verzehren*. Faultiere haben eine Menge mit der Slow-Food-Bewegung gemein, die in den 1980ern als Gegengewicht zu Fast Food in Italien entstand. Sie tritt dafür ein, frische, lokal produzierte Lebensmittel zu essen, vorzugsweise an einem Tisch mit Freunden und Verwandten – die Art Mahlzeit mit sechs Gängen, zahlreichen Flaschen Wein, vielleicht draußen in der Sonne mit Blick aufs Mittelmeer, gefolgt von Grappa und Espresso; die Art Mahlzeit, die neun genießerische Stunden andauert. Himmlisch. Natürlich essen wir alle manchmal Fast Food oder holen uns irgendwo etwas, weil es praktisch ist, und das ist keine Schande. In der Faultierphilosophie geht es nur darum, achtsam zu essen, auch wenn es keine teuren lokalen Bioprodukte sind, die man gerade erst frisch im Hofladen gekauft hat. Es geht darum, das Essen, für das man sich entschieden hat, zu genießen, und zwar egal, wo – auch wenn es Gebäck im Zug ist oder ein Schinkenbrötchen auf der Parkbank. (Wenn du dich wegen dem, was du isst, schlecht fühlst, nützt es nichts.)

Aber falls du die Faultierphilosophie wirklich voll durchziehen möchtest, nimm einen Rat vom Faultier an und mach ein Picknick, wenn das nächste Mal die Sonne scheint. Es gibt keine bessere Demonstration der Slow-Food-Idee nach Faultier Art, als auf einer Decke in der Sonne mit Freunden zu essen und zu trinken. Besorg dir etwas Käse, Brot, Wein und Trauben. Oder Würstchen im Schlafrock und Schottische Eier – was dich eben anmacht. Dann iss es ganz langsam, knabbere ein, zwei Stunden lang immer wieder daran. Entspann dich. Wenn du dir die Zeit nimmst, achtsam zu sein und zu genießen, was du isst, bedeutet das, dir selbst ein Vergnügen zu bereiten. Vielleicht unterstützt du dabei auch die Bauern bei dir in der Gegend (oder den Inder um die Ecke). Vielleicht isst du gesund und frisch (oder vielleicht wird deine nächste Mahlzeit gesünder, wie auch immer). Egal, was du zwischen den Zähnen hast, genieße es. Das ist die Slow-Food-Bewegung nach Art der Faultiere.

Die Weisheit der Faultiere

Besser leben mit Pak Choi

»Biete den Faulen ein Ei an, und sie erwarten von dir, dass du es für sie pellst.«

Litauisches Sprichwort

Faultierfakt: Faultiere sind vorwiegend Pflanzenfresser und verzehren hauptsächlich Blätter, Zweige und Früchte. Am liebsten knabbern sie an den schnell wachsenden Ameisenbäumen, die in den Regenwäldern Südamerikas beheimatet sind.

Ein paar mehr grüne Blätter auf den Speiseplan zu setzen, scheint auf der Hand zu liegen. (*Ja, Mama, ich weiß, Burger und Cola gehören nicht zu einer ausgewogenen Ernährung.*) Aber zu wissen, was gut für dich ist, und eine gesunde Wahl

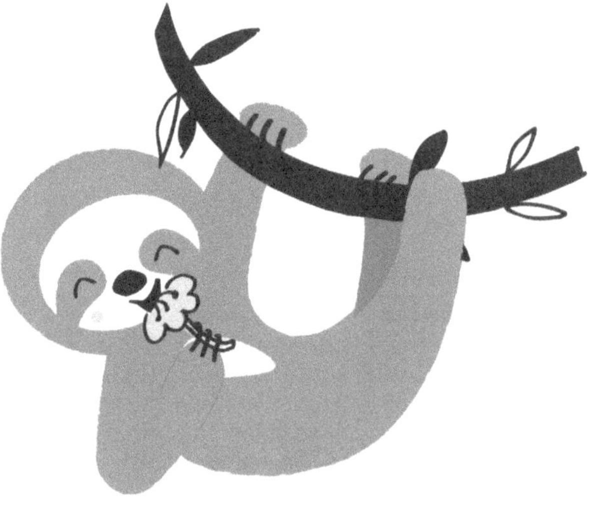

Das ist es, was dich antörnt, ja?

beim Essen zu treffen, sind zwei verschiedene Paar Schuhe. Natürlich geht es bei der Faultierphilosophie nicht um missionarischen Eifer. Ob du nun der Fleisch-und-Kartoffeln-Typ bist oder dich als Vegetarier versuchst, die Faultierphilosophie will einfach, dass du öfter mal an Grünzeug denkst. Aber wie soll man sich besser ernähren, wenn der Salatkopf hinten im Kühlschrank immer so schnell schlecht wird?

Zum Glück weiß der Kapitalismus Abhilfe – gleich um die Ecke findet sich bestimmt eine Saftbar, die leckere grüne Smoothies verkauft. Und ganz allgemein gibt es ja viele einfache Möglichkeiten, mehr Grünzeug auf den Speiseplan zu setzen. Entscheide dich beim nächsten Mal für Hummus statt Schinken als Brotbelag. Oder mach dir fürs Abendessen überbackenen Brokkoli statt Pommes. Egal, wie deine Lösung aussieht: Gemüse zu essen wird sich positiv auf deine Gesundheit auswirken. Blattgemüse steckt voller Nährstoffe wie Vitamin C und Vitamin K, Folat, Kalium und Eisen. Zu den wichtigsten und wissenschaftlich erwiesenen Vorzügen des Verzehrs von mehr Gemüse zählen der Schutz vor vielen Krankheiten, eine bessere

Verdauung und stärkere Knochen. Und wer weiß, was noch? Also tu deinem Körper etwas Gutes und öffne dich für die Faultierphilosophie des, na ja, Blätteressens.

Die Weisheit der Faultiere

Sag Nein zum tristen Salat am Schreibtisch

Faultierfakt: Faultiere essen im Freien, weit weg von ihren Computern.*

Sobald du beschlossen hast, ein paar Mal in der Woche Salat zu Mittag zu essen, besteht der nächste Schritt darin, das nach Möglichkeit nicht am Schreibtisch zu tun. Dafür gibt es eine Reihe von Gründen. Um nur ein paar zu nennen: Sonnenschein ist gut für dich – dich den ganzen Tag über eine Tastatur zu beugen, ist hingegen schlecht für die Haltung. Ein Spaziergang ist immer eine gute

* Faultiercomputer sind extrem langsam, wie du dir denken kannst, deshalb sind Faultiere auch nicht so internetsüchtig wie wir und kommen viel öfter vor die Tür.

Idee, und Kontakt mit anderen Menschen aufzunehmen, tut der Seele gut. Wenn du eine richtige Mittagspause machst, wirkst du auf deine Kollegen auch nicht so bedauernswert.

Der springende Punkt ist, dass ein faultiermäßiges Leben eine mehrgleisige Herangehensweise erfordert. Ich habe acht Jahre lang jeden Mittag einen tristen Salat am Schreibtisch gegessen, und es hat mich weder glücklicher noch gesünder gemacht. (Hätte ich den Salat im Park gegessen und danach gekündigt … *Das* wäre die gesunde Wahl gewesen.) Also denk daran: Deine beruflichen E-Mails zu lesen, während du eine Poke Bowl mit Zucchini-Nudeln herunterschlingst, ist nicht das, was man unter gesundem Essen versteht. Nimm deine Blattmahlzeit mit nach draußen. Setz dich auf eine Bank. Setz dich in den Park. Setz dich irgendwo auf die Stufen. Setz dich in ein Café. Nutze deine Mittagspause für das, wofür sie gedacht ist: als Pause zum Mittagessen.

Faultiercocktail für den trägen Barkeeper

Ein richtiger Faultiercocktail beginnt mit einer traditionellen costa-ricanischen Spirituose: einer Flasche Guaro. Guaro ist ein klarer Schnaps aus Zuckerrohr. Er ist sehr stark, sei hiermit also gewarnt.

ZUTATEN

Limonenschnitze
2 Teelöffel Zucker
Eis
60 ml Guaro
1 Schuss Sodawasser

ZUBEREITUNG

Zermansche die Limonenschnitze und den Zucker am Boden deines Glases. Gib etwas Eis, den Guaro und das Sodawasser hinzu. Umrühren und genießen! Es schmeckt, als läge man mit seinem Lieblingsfaultier unter der heißen Sonne in der Hängematte.

Die Weisheit der Faultiere

Gönn dir was und genieße es

> **Faultierfakt**: Der Mageninhalt eines Faultiers kann einen großen Teil seiner Körpermasse ausmachen.

Faultiere stopfen so viele Blätter in sich hinein, dass mehr als ein Viertel ihres Körpergewichts aus unverdautem Essen bestehen kann. Sie machen sich wegen dieser Plauze nach dem Essen aber keine Gedanken, denn sie sind Faultiere und gehorchen einfach ihrer Natur. Es gibt niemanden, der ihnen sagt, sie sollten sich abwechslungsreicher ernähren oder mal eine Darmreinigung machen.

Die Welt ist voll von Gesundheitsratschlägen, die uns offenbar das Gefühl geben sollen, wir hätten keine Kontrolle über unsere Essgewohnheiten. Wie dieser: *Morgens warmes Wasser mit Zitrone, dann drei Tage lang eine Knoblauchknolle täglich, gefolgt von gedünsteter Hähnchenbrust und Roter Bete für den Rest der Woche. Machen Sie danach einen Kaffee-Einlauf, und Sie sind aus dem Schneider.* Das alles ist kompliziert und anstrengend – und obendrein teuer. In der Faultierphilosophie geht es darum, Zahlen, Gewicht, Kalorien, Kilojoules, Darmreinigungen und sogar die neusten Ansichten über das Superfood, das dich am längsten leben lässt, zu vergessen. (Vieles in den Ernährungswissenschaften scheint widersprüchlich. Ist Sojamilch gesund oder ist Hafermilch besser? Ist der maßvolle Genuss von Rotwein noch okay, oder sollen wir jetzt die ganze Flasche trinken? Was ist mit Kaffee? Und vor dem Schlafengehen Pasta zu essen, hilft beim *Abnehmen*, sagst du?) Tatsache ist, wenn du nicht gerade auf Bleirohren kaust oder zum Frühstück eine ganze Schachtel Donuts verdrückst, sind deine Essgewohnheiten wahrscheinlich in Ordnung.

Man verliert sich leicht in Details und vergisst darüber das größere Ganze: Wir alle können uns glücklich schätzen, dass wir genug zu essen und einen leichteren Zugang zu gesunder, hygienisch zubereiteter, vitaminreicher Nahrung haben als die Generationen vor uns. Die Faultierphilosophie fordert dich dazu auf, dir selbst und deinem Körper zu vertrauen. Es geht darum, zu essen und zu trinken, was du willst, bis du satt und zufrieden bist. Führe deinem Körper Nahrung zu, wenn du hungrig bist. Iss. Verdaue. Wiederhole das, wenn dir danach ist. Das Wunder der Natur!

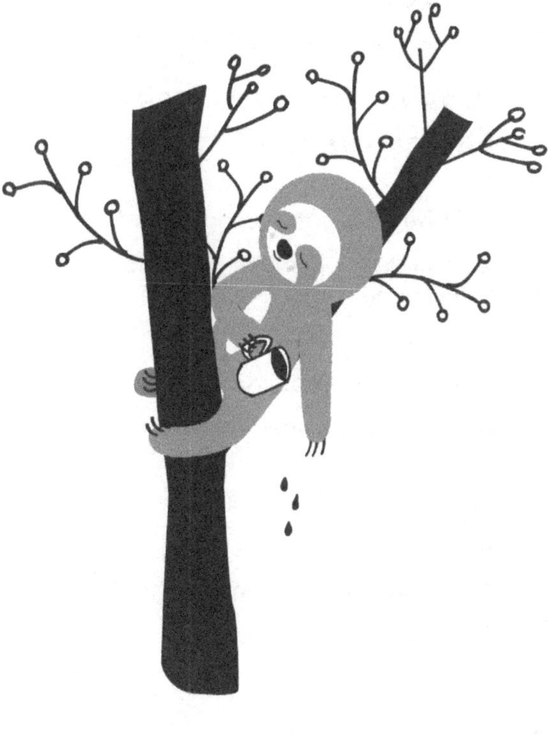

Nach dem Morgenkaffee ist genau die richtige Zeit für ein Nickerchen. Genau genommen ist es immer die richtige Zeit für ein Nickerchen.

Test

Was ist dein ideales Faultieressen?

Dein bevorzugtes Kochgerät ist:

A. dein Handy, damit du dir was zu essen bestellen kannst

B. die Mikrowelle

C. die Knoblauchpresse

D. dein freistehender Luxusherd

Wenn du ein Hund wärst, wärst du:

A. eine Katze

B. ein Streuner aus dem örtlichen Tierheim

C. ein Golden Retriever

D. ein Corgi

Du hast deinen nächsten Kurztrip gebucht. Wo geht es hin?

A. zuerst nach Goa an den Strand, dann nach Mumbai für ein bisschen Kultur

B. nach Brügge, des Biers und der Architektur wegen

C. nach Marseille für handgefertigte Seife und Bouillabaisse

D. in die schottischen Highlands zur Falkenjagd

Ergebnis

Hauptsächlich A: Hühnchen-Curry vom Inder mit einem Glas Sangiovese. Du genießt opulente, komplexe Geschmackserlebnisse, ohne mehr Aufwand zu treiben, als das Essen zu bestellen und den Wein zu entkorken. Schlicht und elegant – das bist du.

Hauptsächlich B: Würstchen im Schlafrock und ein Shot Wodka. Du genießt leckeres, ehrliches Essen ohne Schnickschnack. Dieses leicht zuzubereitende und leicht zu essende Gericht passt perfekt zu deiner lockeren, entspannten Persönlichkeit.

Hauptsächlich C: selbst gemachte Gnocchi mit Pesto und Gin Tonic. Das Kochen ist für dich eine angenehme Beschäftigung, aber du steigerst dich da nicht hinein. Frische, klassische, selbst zubereitete Mahlzeiten sind deine Favoriten. Außerdem ist G&T das, was Faultiere trinken würden, wenn sie darauf stünden.

Hauptsächlich D: Fasan und ein Glas Champagner. Essen ist etwas, was man langsam genießen und so lange wie möglich auskosten sollte – und du liebst die Rituale, die mit gutem Essen und Trinken einhergehen. Du bist dafür bekannt, dass bei dir ein spätes Mittagessen in ein frühes Abendessen übergehen kann und du dabei ein paar Flaschen Schampus leerst.

Ein bisschen Geschichte gefällig?

Danke der Faultiergöttin Aergia

Faultierfakt: Obwohl Faultiere gemeinhin als Agnostiker gelten, haben sie ihre eigene Göttin.

Wir alle brauchen hin und wieder jemanden, zu dem wir aufschauen können und der uns Kraft schenkt. Irgendeine höhere Macht. Aber die Faultierphilosophie lehnt die Götter des Kapitalismus – Stress und Geschwindigkeit – ab. (Respektive die Börse, E-Mails und Marathonlaufen.) Schon zu lange knien wir vor dem Altar der Produktivität. Es wird Zeit, uns eine Göttin zu suchen, die besser zu unserem Selbstbild passt. Deshalb wenden sich Anhänger der Faultierphilosophie der alten griechischen Göttin Aergia zu (ihr Name bedeutet »Inaktivität«). Aergia, Tochter von Gaia und Aither, ist die Göttin der Trägheit, des Müßiggangs und der Faulheit. Sie soll den Eingang zur Höhle von Hypnos, dem Gott des Schlafs, bewachen. Kein schlechter Job, wenn man ihn bekommen kann.

Das Yang zu ihrem Yin ist die Göttin Horme, der Geist von Antriebskraft, Tatendrang und Aktivität. Heute würde diese Überfliegerin vermutlich auch den Geist von Hektik, #powerfrau und Geldmachen verkörpern. Klingt wie stressiger Kapitalistenquatsch, stimmt's? Also halte dich an die Göttin der Faulheit, wenn du dich erdrückt fühlst von E-Mails und dem schleichenden Gefühl, etwas Produktiveres tun zu müssen, als verkatert im Bett zu liegen und alte Folgen von *The Wire* anzuschauen. Falls du ein Mantra brauchst, probiere es hiermit: Aergia, gib mir die Kraft, nichts zu tun.

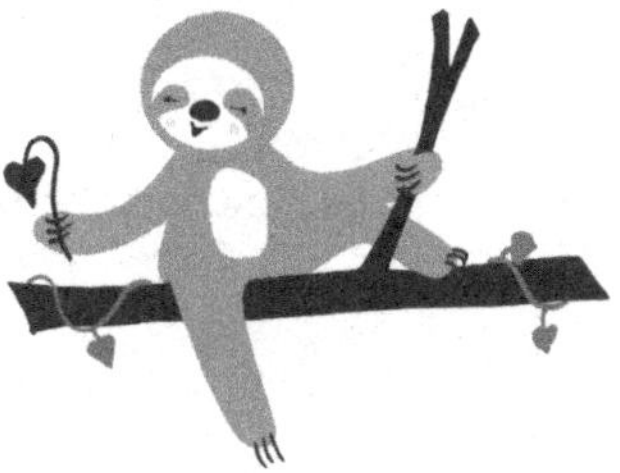

»Ihr seht aus, als könntet ihr ein Nickerchen brauchen«, sagt Aergia zu all jenen göttlichen Overachievern.

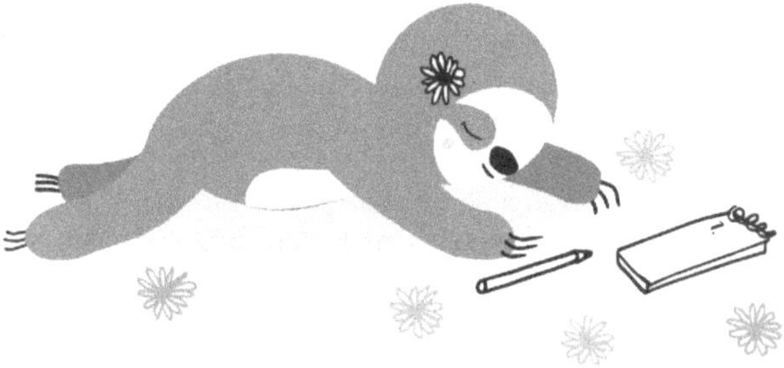

Hakt gerade den ersten und einzigen Punkt auf seiner To-do-Liste ab.

Schlaf

Der Schlaf ist ein verzauberter Ort, an den sich unser Gehirn vor dem Stress des Alltags flüchtet. Er ist wichtig für die Gesundheit, und viel Schlaf kann dafür sorgen, dass du dich herrlich fühlst. Die Faultierphilosophie zeigt dir, wie du dem Bedürfnis nach Schlaf Vorrang einräumst und der Auffassung, wenig Schlaf zu brauchen, sei bewundernswert statt unglaublich irritierend, etwas entgegensetzen kannst.

Die Weisheit der Faultiere

Schlaf aus, mach ein Nickerchen und dann geh früh zu Bett

»Wie schön es ist, nichts zu tun und hinterher auszuruhen (oder Mañana, mañana*).«*

Spanisches Sprichwort*

Faultierfakt: Faultiere schlafen zwischen 10 und 18 Stunden täglich. Sie können überall schlafen – normalerweise kopfüber an einen Ast geklammert. Denk an diese Hingabe, wenn du dich das nächste Mal beklagst, du hättest im Flugzeug nicht schlafen können.

* Dem Internet zufolge ist dies ein spanisches Sprichwort, was plausibel erscheint – soweit ich weiß, dreht sich die spanische Lebensweise darum, Siesta zu halten und das Leben in der Sonne und mit Wein zu genießen.

Ordentlich auszuschlafen, kann dir helfen, zufriedener und konzentrierter zu sein, dein Kurzzeitgedächtnis verbessern und sogar Muskeln aufbauen.* (Denk an einen dieser Fitnesspromis mit seinen vielen Muskeln und stell dir vor, dass er oder sie wahrscheinlich den ganzen Tag bloß herumliegt und Nickerchen macht.) Auch wenn du nicht so ein Schlafweltmeister wie ein Faultier (oder 98 Prozent der Teenager) bist, ist es dennoch äußerst wichtig für deine Gesundheit, dass du genügend Schlaf bekommst. Tatsächlich gehen Menschen, die gut schlafen – solche, die ganz unten auf der Schlafstörungsskala rangieren – seltener zum Arzt als Menschen, die nicht gut schlafen. Kein Wunder, dass Schlafmangel als Auslöser von Gesundheitsproblemen wie Herzerkrankungen, Diabetes und Übergewicht gilt. Wie also den Schlaf faultiermäßiger gestalten? Kamillentee. Whisky. Lavendelöl. Frische Bettbezüge. Melatonin. Lichtdichte Vorhänge. Ohrstöpsel.

---

* Seltsam, aber wahr. Etwa 8–10 Stunden Schlaf pro Nacht haben dieselbe Wirkung wie Fasten, und das fördert Gluconeogenese und leichte Ketose, was im Grunde Fettabbau und Glucoseregulierung entspricht.

Die Kinder ins Ferienlager schicken … Egal, wie deine Lösung aussieht, die Idee ist, dass Schlaf toll ist und Produktivität überbewertet wird. Also bleib gesund und mach dir die Faultierphilosophie des Schlafs zu eigen.

Die Weisheit der Faultiere

Oder bleib lange auf und mach dir die Nacht zu eigen

»Am Abend werden die Faulen fleißig.« *

Deutsches Sprichwort

Faultierfakt: Faultiere sind nachtaktiv und schlafen hauptsächlich tagsüber.

Teenager aller Länder – das ist für euch. Die Faultierphilosophie steht für die Überzeugung, dass es völlig in Ordnung ist, spät ins Bett zu gehen und

* Dieses Sprichwort veranschaulicht, wie missverstanden und viel geschmäht Nachteulen in unserer Gesellschaft manchmal sind. Lange aufzubleiben, um etwas zu erledigen, ist genauso zweckmäßig, wie deshalb früh aufzustehen.

lange zu schlafen. Ausschlafen ist ja auch einer der Schlüsselpunkte der SLOW-Methode. Aber dank dem Stigma der Faulheit, mit dem das Ausschlafen belegt ist, sind wir dazu erzogen, uns schuldig zu fühlen, wenn wir in den Tag hinein schlafen. Also sind wir nicht nur besessen davon, *genügend* Schlaf zu bekommen, sondern müssen ihn obendrein *zur richtigen Zeit* bekommen. Wir sind so konditioniert, dass wir glauben, »früh zu Bett« zu gehen, sei ideal. Und Frühaufstehen sei genauso wichtig, damit man die ganzen Würmer essen kann. Nein danke.

In der Philosophie der Faultiere geht es darum, genug Schlaf zu bekommen, und zwar wann und wo man will. Tatsache ist, dass manche von uns wie Faultiere darauf programmiert sind, lange aufzubleiben und in den Tag hinein zu schlafen – dank unseres unterschiedlichen Biorhythmus, der natürlichen inneren Uhr, die uns diktiert, wann wir schlafen und erwachen.

Wenn du nach Mitternacht die kreativsten Ideen hast oder gern bis in die frühen Morgenstunden mit Leuten zusammen bist, befindest du dich in guter Gesellschaft: Berühmte Beispiele für Nachteulen sind Winston Churchill und Barack Obama.

Ach, und noch ein Vorteil? Menschen, die lange aufbleiben, haben statistisch betrachtet mehr Sex als solche, die früh zu Bett gehen. Ist wahrscheinlich evolutionsbedingt: Wer nachtaktiv ist, hat mehr Gelegenheit, Leute zu treffen und Partner zu finden, ohne dass einem die Kinder oder die Arbeit in die Quere kommen.

Ich höre Amazonien schnarchen

(nach »Ich höre Amerika singen« von Walt Whitman)

Ich höre Faultiere singen, die vielerlei
 Schnarchlieder höre ich,
Die der Zweifingerfaultiere, jedes das seine
 singend, faul und relaxed,
Die Faultiermama das ihre, während sie die
 Länge ihres Nickerchens misst,
Das Faultierbaby das seine, wenn es
 langsam erwacht, dann trödelt oder
 mäandert oder beides,
Die Faultieroma singend von dem, was zu
 ihr gehört, auf ihrem Baum, ihre
 Pflegerin singend am Waldboden,
Das zottige Faultier auf seinem Ast, der
 noch zottigere Sohn schnarcht beim
 Dösen,
Des Ausreißers Lied (seit letzter Woche
 zwei Schritte geschafft), des Langweilers
 Lied im Schlaf am Morgen oder in der
 Mittagspause oder bei Sonnenuntergang,

Das liebliche Singen der Mutter oder der
jungen Frau bei der Schwerstarbeit
des Nichtstuns oder des Mädchens
beim Schwimmen oder Sinnieren,
Ein jedes singend von dem, was zu ihm
oder ihr und keinem sonst gehört, tags
was zum Tag gehört – nachts der Tief-
schlaf junger Faultiere, gutmütig, derb,
Schnarchend im Schlaf ihren sanften
melodischen Rundgesang.

Test

Welcher Faultierschlaftyp bist du?

Dein Abend läuft so ab:

A. ein Whisky und ein Roman über einen Mord auf Capri

B. Gesichtswasser und -serum, Nachtcreme, Schlafmaske

C. aufbrezeln und ausgehen

Beim Schlafanzug sind deine Präferenzen:

A. langer Flanellschlafanzug

B. Nachthemd aus Biobaumwolle aus der Kollektion irgendeiner Schauspielerin

C. keine; du schläfst im Evakostüm oder in dem, was du anhattest, als du um vier Uhr morgens nach Hause kamst

Wenn es darum geht, dich an deine Träume zu erinnern:

A. Dafür ist dein Traumtagebuch ja da.

B. Deine Schlaftabletten knocken dich normalerweise so vollständig aus, dass du dich nicht an deine Träume erinnerst.

C. Sind es Träume? Prophezeiungen? Wer kann das sagen? Die Welt ist magisch. Die Sterne sind deine Kinder.

Deine ideale Schlafenszeit ist:

A. dann, wenn du über deinem Buch einschläfst

B. genau dreißig Minuten, nachdem du die Tablette genommen hast

C. nach der letzten Runde in der Bar

Ergebnis

Hauptsächlich A: geborener Faultierschläfer. Einschlafprobleme kennst du nicht. Du liebst diesen langen Prozess des Herunterkommens vor dem Zubettgehen, bei dem du die Gedanken treiben lässt und dein Körper sich entspannt. Beim Aufwachen bist du erfrischt und im Einklang mit deinem Körper. Du bist ein Faultierschlafprofi.

Hauptsächlich B: ernsthafter Faultier-Schläfer. Dein Schlaf ist dir heilig. Schlafen ist etwas, was man plant und vorbereitet. Du ratzt nicht in einem x-beliebigen Bettzeug ein, in irgendeinem Outfit, und dir kommt auch nicht jeder ins Bett. Für dich muss es hochwertiger, gründlich vorbereiteter Schlaf sein, den dir nur die besten Nachtcremes (und Schlafmittel) verschaffen können. Du machst die Faultiere stolz.

Hauptsächlich C: Nachteule. Wie das Faultier bist du eher nachtaktiv. Schlafen soll man tagsüber, während die Nacht dafür da ist, Aufgaben zu erledigen und sich zu vergnügen. Lass dir von der Gesellschaft wegen deiner Schlafgewohnheiten keine Schuldgefühle einreden. Sie sind genauso gut wie die der anderen.

Berühmte Faultiere

Buttercup, das Sternenfaultier

Buttercup freute sich ihres Lebens und lungerte in ihrem Hängesessel im Faultier-Asyl in Costa Rica herum. Da beschloss ein Haufen Internetnutzer, dass ihr Bild genau das richtige für eine Art intergalaktische Zeitkapsel sei. Irgendwann wird ein Foto von Buttercup mit einem kommerziellen Raumschiff zum Mond geschickt werden. Pedro Dionisios Aufnahme dieses glücklichen Faultiers wurde von Reddit-Nutzern ausgewählt und wird unter dem Südpol des Mondes vergraben werden, weil die Welt manchmal ein bisschen albern ist.

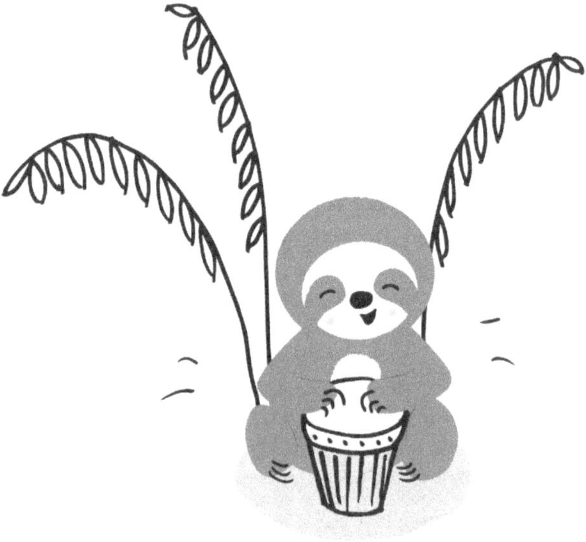

Arbeitet nicht. Trommelt bloß den ganzen Tag auf seiner Bongo.

Freizeit und Vergnügen

Filme, Bücher, Fernsehen und Kunst sind das, was die Welt bewegt – noch besser: Es erfordert keine große Anstrengung, das alles zu genießen. Und sich Zeit für das Vergnügen zu nehmen, ist ein wichtiges Element der Faultierphilosophie. Kannst du stillsitzen und etwas betrachten? Gut. Dann bist du bereit für ein bisschen Kunst, Easy Listening und entschleunigende Literatur.

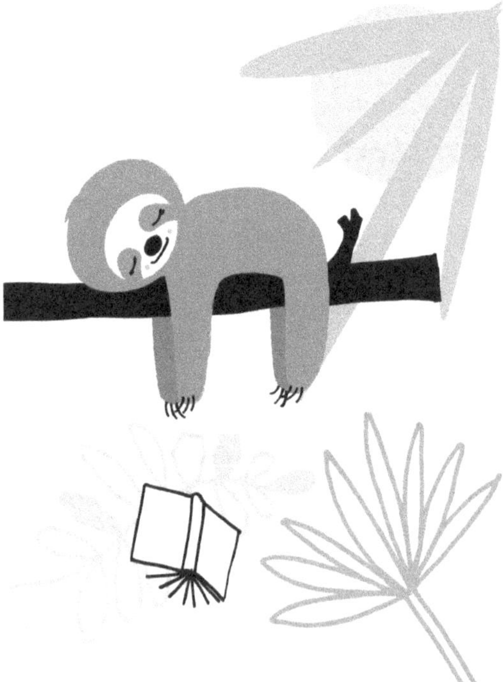

Manchmal besteht die größte Leistung darin,
etwas nicht zu tun.

Die Weisheit der Faultiere

Öffne dich für die Kunst des langsamen Lesens

»Man ist nicht umsonst Philologe gewesen, man ist es vielleicht noch, das will sagen, ein Lehrer des langsamen Lesens.«

Friedrich Nietzsche

Faultierfakt: Wusstest du, dass Faultiere nicht sonderlich schnell lesen können? Wenn überhaupt?*

Wenn Faultiere allerdings lesen *könnten*, würden sie nicht auf dem Handy ein Interview

* Faultiere können wahrscheinlich nicht lesen. Aber lass deiner Fantasie freien Lauf.

mit der Londoner Bäckerin von Meghan Markles und Prinz Harrys Hochzeitstorte lesen, dabei gleichzeitig fernsehen und mit einem Ohr ihrem Ehegatten zuhören, der von seinem Zusammenstoß mit einer unfreundlichen Kassiererin bei Lidl erzählt. Faultiere würden offline lesen, sorgfältig und sich völlig darauf einlassen. Wahrscheinlich würden sie Passagen, die ihnen besonders gefallen, unterstreichen, weil sie nachdenkliche und intelligente Tiere sind.

Aber wir werden nicht dazu ermuntert, langsam zu lesen, sondern gedrängt, alle paar Minuten Mikronachrichten zu konsumieren, um informiert zu bleiben. Wir lernen, die Schlagzeilen zu überfliegen, statt ganze Artikel zu lesen. Wir sind herausgefordert, hundert Bücher pro Jahr zu lesen und unsere Erfolge online zu dokumentieren. Wir sind besessen von der Produktivität, auf Kosten unseres Lesevergnügens. Die Achtlosigkeit, mit der wir on- wie offline lesen, ist nach Meinung einiger besorgter Wissenschaftler zu einer Seuche geworden. Aber es gibt ein Heilmittel: langsam zu lesen.

Die Slow-Reading-Bewegung tritt dafür ein, in einer entspannten Geschwindigkeit zu lesen – die

Idee dabei ist, dass langsames Lesen sowohl Vergnügen als auch Erkenntnisgewinn und Verständnis steigert. Beim langsamen Lesen geht es darum, alles in sich aufzunehmen, laut zu lesen, unbekannte Wörter nachzuschlagen und mit Freunden über die Bücher zu diskutieren. Tatsächlich kam eine britische Studie zu dem Ergebnis, dass schon sechs Minuten »richtiges« Lesen den Stress wirksamer reduzieren als eine Tasse Tee oder ein Musikstück. Also leg dein Telefon aus der Hand und lies ein Buch aus Papier. Langsam zu lesen ist gut für dich.

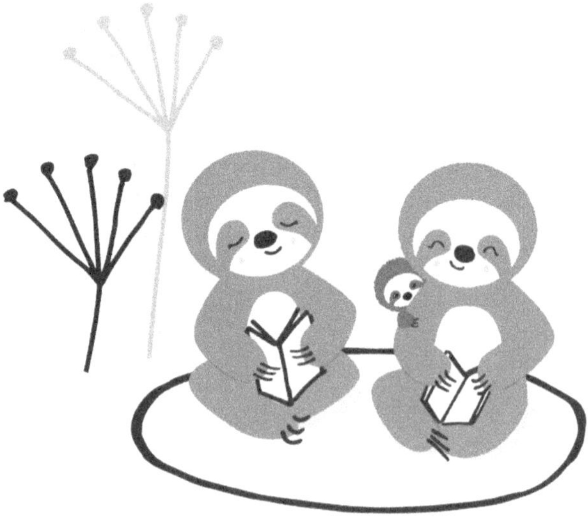

Ich habe meinen Laptop weggelegt, und das ist schön.
Lesen ist schön.

Die Weisheit der Faultiere

Lektüreliste

Bei der Faultierphilosophie geht es nicht nur darum, langsam oder etwas Kurzes zu lesen, auch wenn das beides prima ist. Es geht außerdem darum, etwas zu lesen, was einem gefällt und einen so in den Bann zieht, dass man die Welt um sich herum vergisst; oder etwas, was einen beruhigt oder die Welt auf eine Weise erklärt, die Sinn ergibt. Wie hoffentlich diese Bücher:

SOMMERBUCH
VON TOVE JANSSON

Sommerbuch handelt von einem Mädchen und seiner Großmutter (und ab und an von einer Katze), die im Sommer zusammen auf einer kleinen Insel vor der Küste Finnlands leben. Es geht darum, die Natur zu genießen, zu lernen, was es bedeutet zu lieben, und im Hier und Jetzt zu leben. Tove Jansson ist vor allem für die *Mumins*-Kinderbuchreihe bekannt, aber jeder sollte auch ihre anderen Bücher lesen und genießen. Jansson ist eine perfekte Autorin für den Slow-Reading-Enthusiasten.

ZUM LEUCHTTURM
VON VIRGINIA WOOLF

Dieses Buch kann eine Herausforderung sein, da der Kopf eine Weile braucht, um sich an das Tempo zu gewöhnen. Der Wechsel von den Listicles, die wir auf dem Handy lesen (»Die sieben Top-Städte, die unglaublicherweise Schweine als Haustiere zulassen«), zu Woolfs langsamer Prosa kann so etwas wie ein Schock sein. Aber dieser Roman über eine Familie, die den Sommer auf der schottischen Isle of Skye verbringt, ist eine wunderbare, langsame Lektüre.

THE LONG-LEGGED HOUSE
VON WENDELL BERRY

Dieser Klassiker ist eine Sammlung von Nature-Writing-Essays eines Autors, der als moderner Thoreau bezeichnet wurde. Der in Kentucky lebende Berry sorgt sich um seinen Platz in der Welt – buchstäblich um das Gehöft, auf dem er aufwuchs. Die Essays sind teils philosophisch, teils umweltaktivistisch, teils nostalgisch. Sie gehen von der Frage aus, was es heißt, ein bestimmtes Stück Land zu lieben; sie handeln davon, sich an einem Ort verwurzelt zu fühlen, und stellen die Frage, was es bedeutet, wenn man immer wieder dorthin zurückkehrt und diesen Ort vor den Gefahren der modernen Welt – ob in Form von Bebauung, Umweltverschmutzung oder einfach einem Besitzerwechsel – schützen will. Es geht um das einfache, schlichte Leben – und das ergibt ein tolles langsames Leseerlebnis.

DER KLEINE PRINZ
VON ANTOINE DE SAINT-EXUPÉRY

Dieser bezaubernde Klassiker darüber, wie man seinen Platz in der Welt findet, eignet sich hervorragend zum Lesen, wenn du gestresst bist und ein wenig Optimismus in deinem Leben brauchst. Der kleine Prinz bereist das Universum und lernt verschiedene Lebenslektionen über Liebe und Verlust, bis er in der Wüste landet, wo er sich mit einem Piloten anfreundet. Um dir einen Eindruck von dem gewaltigen Erfolg des Buches zu geben: Es ist seit 1943 in Druck und wurde in 300 Sprachen übersetzt. Wahrscheinlich, weil es die ultimative langsame Lektüre ist.

DER GAST IM GARTEN VON TAKASHI HIRAIDE

Bücher über Katzen sind immer eine gute Wahl für eine langsame Lektüre. *Der Gast im Garten* handelt von einem streunenden Kätzchen, das den Garten eines Tokioter Paars besucht und das Leben der beiden zum Besseren verändert. Katzen sind flauschige Kugeln aus Liebe und Fell und geben tolle Protagonisten ab. Nach den Faultieren sind Katzen wahrscheinlich das zweitbeste Vorbild für eine entspannte Lebensführung.

DIE NEAPOLITANISCHE SAGA VON ELENA FERRANTE

Etwa zwanzig Prozent der Leute, die diese Romane lesen, verstehen sie nicht richtig und finden sie ein bisschen langweilig oder verwirrend (der Fairness halber eine Warnung: Man muss eine Million Figuren im Blick behalten). Für die übrigen achtzig Prozent, deren Hirne richtig geeicht sind, wird diese Reihe eine der fesselndsten und lohnendsten Leseerfahrungen sein, die sie je machen werden. Die vier Bände – die Geschichte zweier Mädchen, die in Neapel aufwachsen – erkunden Liebe, Freundschaft,

Frausein und das Bemühen, seinen Platz in der Welt zu finden. Diese Bücher machen süchtig. Versuche, bloß eins zu lesen.

DER ALCHEMIST
VON PAULO COELHO

Dies ist ein Buch, wie man es mit vierzehn liest. Es haut dich um und wird für eine Weile zu deinem Lieblingsbuch (bis du dann *Der Fänger im Roggen* liest). Außerdem ist es ziemlich kurz. Der auf Portugiesisch verfasste Roman wurde zum internationalen Bestseller. Er handelt von einem jungen Hirten, den ein prophetischer Traum nach Ägypten führt, wo er einen Schatz suchen soll; es geht darum, seinem Schicksal zu folgen. Und solche Bücher sind immer schön.

JEDES MALBUCH FÜR KINDER

Wer sagt denn, dass langsames Lesen wirklich Lesen sein muss? Denn Malbücher sind streng genommen auch Bücher, und sie sind eine tolle Möglichkeit, dein langsames »Lesen« voranzubringen – sofern du das richtige Buch auswählst. Die milliardenschwere Erwachsenen-Malbuch-Industrie entstand aus dem Bedürfnis sorgengeplagter Erwachsener nach schneller, einfacher Linderung. In Wirklichkeit sind diese Bücher extrem komplex und anstrengend; bloß weil man erwachsen ist, heißt das nicht, dass man in der Lage sein muss, 300 winzige Felder auf einem Schmetterlingsflügel auszumalen. Kauf dir lieber ein Kindermalbuch mit schönen dicken, fetten Flächen und mal sie in aller Ruhe aus. Lass dich nicht davon stressen, dass du die Mitochondrie in der vergrößerten menschlichen Körperzelle oder die Unterwasserlandschaft aus einer Million Pflanzen nicht zu Ende ausgemalt hast.

Die Weisheit der Faultiere

Genieße die Reise

»Ein guter Reisender hat keine Pläne und denkt nicht ans Ankommen.«

Laozi

Faultierfakt: Faultiere haben eine gewaltige Onlinepräsenz. Sie sind die Stars von Memes und Videos, die sich virusartig verbreiten; es gibt Blogs, die ihrem Leben gewidmet sind. Aber obwohl sie in Ländern wie dem schönen Costa Rica und Panama ein tolles Leben haben, dokumentieren Faultiere dieses nicht selbst online. Du wirst keine Faultierselfies oder Urlaubsfotos der Säugetiere finden, die ihr gesamtes Leben offline verbringen. Was sie auch tun und wohin sie auch unterwegs sein mögen, es dient ihrem eigenen Vergnügen und nicht dem anderer. Ob sie da vielleicht die richtige Einstellung haben?

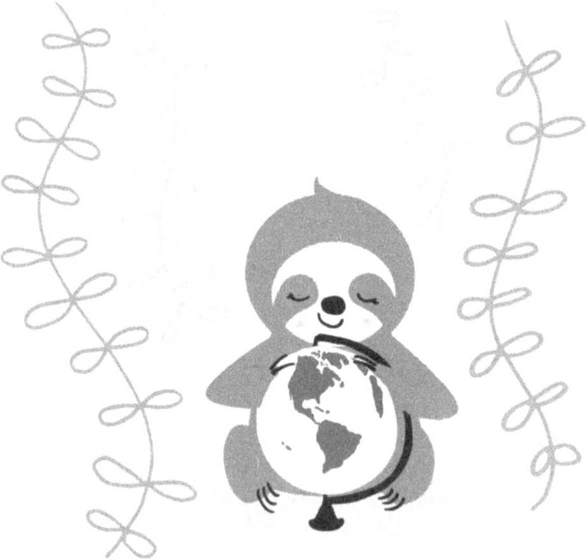

Tulum oder Palm Springs? Oslo oder Berlin?
Lass mich einfach diesen Globus knuddeln,
während ich darüber nachdenke.

Du hast vielleicht von den negativen Auswirkungen der sozialen Medien auf das Reisen gehört. »Instagram-Horden zerstören möglicherweise die Natur«, sagt der amerikanische Sender National Public Radio, während eine verzweifelte Schlagzeile der britischen Tageszeitung *The Independent* lautet: »Wie die sozialen Medien meinen Sommerurlaub ruinierten«. Das Problem sind Reisende, die scharenweise in einem Reiseziel einfallen, bloß um online zu beweisen, dass *sie dort waren* – eine Praxis, die die Einwohner verärgert und mit der wir einen deprimierend großen Teil unserer Urlaubszeit vergeuden. Einer Studie des Online-Reisebüros Expedia zufolge verbringen Urlauber im Durchschnitt etwa neun Stunden pro Urlaubswoche in den sozialen Medien. Zehn Prozent der Befragten gaben zu, bis zu fünfzehn Selfies auf einmal zu machen, damit sie auch ganz bestimmt das beste Urlaubsfoto bekommen. Und wir posten nicht nur unsere eigenen Gesichter im Netz – wir dokumentieren alles, was uns auf Reisen begegnet. Eine Schule auf Santorin musste ein Schild aufhängen, auf dem fotografierwütige Touristen gebeten werden, keine Fotos von den draußen spielenden Schülern zu machen.

Wir sind besessen von unserer Onlinepräsenz, auf Kosten des Lebens im Hier und Jetzt, zumal wir mittlerweile mit unseren Handyverträgen Daten-Flats für die ganze EU haben. In einer solchen Atmosphäre ist es schwer, offline zu gehen. Aber wir müssen es trotzdem versuchen.

Bei der Philosophie der Faultiere geht es nicht darum, wunderschöne Gassen, hübsche Steinhaufen und entzückende blaue Türen zu finden, bloß um sie durch ein Objektiv zu betrachten und gleich zum nächsten Foto überzugehen. Das ist eine komische Art zu reisen, und außerdem ein bisschen unaufrichtig. Warum so tun, als wäre man der einzige Mensch auf dem Hügel mit Blick auf Machu Picchu, obwohl es dort von anderen Touristen wimmelt, die genau das gleiche Foto machen? Reisen hält auf Trab, ist chaotisch und läuft nicht immer nach Plan – das ist ja das Schöne daran. Wir reisen doch, weil wir eine Weile aus unserem gewohnten Leben herauswollen. Also genieße es, in Deutschland einen Flat White oder in Portugal ein Bier zu bestellen, ohne es gleich allen mitzuteilen. Bewundere die Schönheit des Antelope Canyon oder der Victoriafälle, ohne es zu dokumentieren. Freu dich an einem Straßenmusiker in

Ankara, der Akkordeon spielt, während seine Katze den Hintergrundgesang liefert, ohne es filmen zu müssen.* In der Faultierphilosophie geht es darum, die Reise zu genießen, ohne ein Foto als Belohnung zu brauchen.

* Natürlich solltest du das filmen. Benutze deinen gesunden Menschenverstand.

Die ganze Welt ein Baum
(nach »Die ganze Welt ist Bühne«, Jacques' Monolog in *Wie es euch gefällt* von William Shakespeare)

Die ganze Welt ein Baum
Und alle Faultiere bloß Schläfer.
Sie treten (entsetzlich langsam) auf und gehen wieder ab.
Sein Leben lang spielt eines aus Faulheit nur sehr wen'ge Rollen,
Durch wen'ge Akte hin, handelt einzig, um zu fressen und aufs Klo zu gehn.
Zuerst das Kind, das in der Mutter Armen sich zufrieden rekelt;
Dann der träge Bub, der mit seinen drei Fingern und neugier'gem Antlitz wie die Schnecke willig auf sein' Schlafast kriecht.
Dann der Verliebte (Scherz – Faultiere sind zu niedlich, um Liebe zu machen);
Dann der Soldat, voll toller Entschuldigungen für sein Desertieren (zu viel Marschieren, zu wenig Nickerchen),

Auf Ehre eifersüchtig, doch träg und ohne
Neigung zu Händeln,
Nicht suchend den Ruhm, sondern einzig
die Sonne, auch wenn der UV-Index
hoch ist. Und dann der Richter
Im runden Bauche, mit Blattwerk gestopft,
Die Augen geschlossen, ordentlich
getrimmt das Fell,
Voll witzger Bonmots und moderner
Schlafpraktiken;
Spielt seine Rolle auch so. Das nächste
Alter, gleichwohl's eigentlich aussieht
wie die Alter davor, sinkt in den
zitternden Schlaf des alten Faultiers,
Die Faultierbrill auf der Nase, die Enkel an
der Seite;
Die jugendlichen Heldentaten (keine)
vergangen, die Welt nur mehr
baumbreit,
Denn seine Langsamkeit ist Sachverstand
jetzt, mit dem er lehrt:
Als ich jung war, wussten wir noch, wie
man faul ist.
Und döst mitten im Satz ein. Der letzte Akt,
mit dem die seltsam ereignislose
Geschichte schließt,

Ist ewige Kindheit, seliges Faultiervergessen,
Ohn Sorg, ohn Bang, ohn Hamsterrad, ohn alles.

Die Weisheit der Faultiere

Beschäftige dich mit der Wissenschaft der entspannenden Musik

Faultierfakt: Faultiere hören nicht sonderlich gut und verlassen sich auf ihren Tastsinn, um herumzukommen. Wäre ihr Gehör besser entwickelt, würden sie wahrscheinlich auf den R&B der 90er stehen und hin und wieder ein wenig klassische Klaviermusik genießen.

Musik ist eine tolle Entspannungshilfe. Der richtige Song kann helfen, Blutdruck und Stress zu senken und unser Wohlbefinden zu steigern. Um das zu erreichen, solltest du eher etwas Langsames auswählen – nicht Trap oder Grime, zu denen du bis fünf Uhr morgens tanzen willst. Eine britische Studie kam zu dem Ergebnis, dass die entspannendste Musik der Welt »Weightless« des Trios

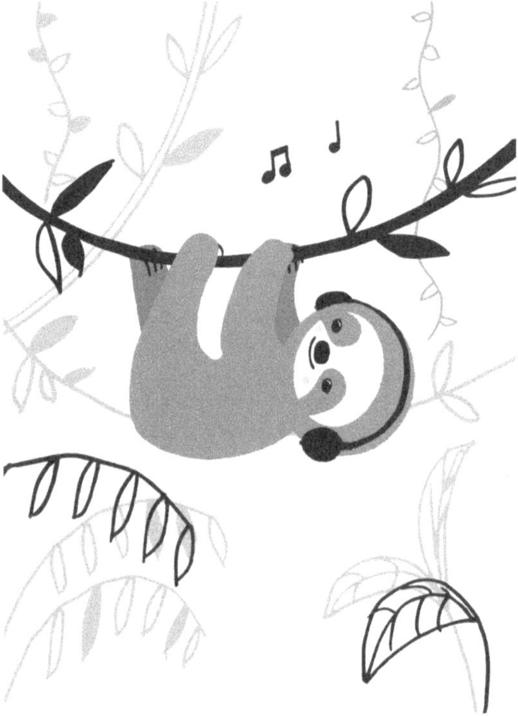

Kopfhörer blenden das Gekreische dieser verdammten Aras wunderbar aus.

Marconi Union aus Manchester ist. Der acht Minuten lange Track schlug als das Musikstück, das die Probanden am meisten entspannte, unter anderem Enya und Mozart aus dem Feld. Mit den beruhigenden Klängen von Glocken, Klavier, Gitarre und ein wenig buddhistischem Gesang erwies »Weightless« sich wissenschaftlich als entspannender als eine Tasse Tee oder eine Massage! Wie genau funktioniert das? Eine Gruppe malaysischer Forscher fand heraus, dass unsere Herzfrequenz sich verlangsamt, um sich der Musik anzupassen – und die entspannendste Art von Musik (die zu mehr Entspannung und weniger Stress bei den Probanden führte) hat etwa 60 Schläge pro Minute, wie man herausfand. Wenn du also das nächste Mal gestresst bist, dein Herz wie wild klopft, deine Gedanken rasen, schnapp dir den Kopfhörer und suche dir irgendetwas Langsames. Spüre, wie dein Herzschlag sich verlangsamt, um sich an das Tempo der Musik anzupassen. Genieße das Gefühl der Ruhe, die entsteht, wenn du dich entspannst und deine Herzfrequenz sich auf die der Faultiere verlangsamt.

Wenn du allerdings *Live*-Musik suchst, die die Philosophie der Faultiere verkörpert, höre in

John Cages »Organ2/As Slow As Possible« (So langsam wie möglich) rein, welches das längste und langsamste Musikstück der Geschichte ist. Es wird seit 2001 auf einer Orgel in Halberstadt gespielt.

Die Weisheit der Faultiere

Musiktipps

Der Musiker Leonard Cohen lebte rund zehn Jahre lang in einem Kloster. Er saß herum, meditierte und schrieb Gedichte. Als er damit fertig war, kehrte er nach Los Angeles zurück, um im Alter von 74 Jahren eine Welttournee zu planen. Auf dieser Tour spielte er 247 Konzerte. Das ist eine klassische Faultierstrategie: Spare Energie an – und zwar lange. Und dann, wenn dir danach ist, mach etwas, was Spaß macht.

»CLOSING TIME«
VON LEONARD COHEN

Viele Cohen-Songs beherzigen die Faultierphilosophie, doch dieser ist ein besonders guter Einstieg für Faultier-Enthusiasten: »Closing Time« ist ein Song wie ein wunderschöner Acid-Trip. Es geht darum, dass man bis über die Bettzeit hinaus unterwegs ist und es genießt, lebendig zu sein, mit allen Höhen und Tiefen (wahrscheinlich könnte man noch etwas Tiefsinnigeres darüber sagen, aber du verstehst, was ich meine).

SONATE D-DUR FÜR ZWEI KLAVIERE, KV 448 VON MOZART

Zwar ist sich die Wissenschaft beim Mozart-Effekt (= die Auffassung, Mozart zu hören, mache schlauer oder helfe beim Lernen) noch nicht hundertprozentig einig, aber es gibt Forschungen, die definitiv beweisen, dass das Hören der Sonate D-Dur für zwei Klaviere die epileptische Aktivität im Gehirn von Erkrankten reduziert. Musik ist erstaunlich, nicht wahr? Dieses Werk kann dein Gehirn beruhigen und dir helfen, das Faultierleben anzunehmen.

»CHEESEBURGER IN PARADISE« VON JIMMY BUFFETT

Welcher Song könnte die Lebensphilosophie der Faultiere besser zusammenfassen als diese Ode an Wohlfühlessen und Strandleben?

»WHY DON'T WE GET DRUNK«
VON JIMMY BUFFETT*

Dieser Song handelt davon, sich zu betrinken und Sex zu haben. Faultiere trinken nicht, aber wenn sie es täten, hätten sie langsamen, sinnlichen Sex, während sie angenehm betrunken wären.

»MARGARITAVILLE«
VON JIMMY BUFFETT

Hier geht es darum, das Leben auszukosten, indem man Gitarre spielt, Sponge Cake isst und natürlich Margaritas trinkt.

»CAT'S IN THE CRADLE«
VON HARRY CHAPIN

Dies ist ein Song über einen Vater, der immer zu beschäftigt war, um Zeit mit seinem Sohn zu verbringen, bis es zu spät ist. Lass dir das eine Warnung sein. Hör dir den Song an, kündige deinen Job und geh mit deinem Kind in den Zoo. Sonst wird dein

---

* Hör dir einfach alle Songs von Jimmy Buffett an. Es sei denn, die Vorstellung von Margaritas, Stränden und Schiffen stresst dich aus irgendeinem Grund.

Kind dich nicht besuchen, wenn du alt bist (außer vielleicht zu Feiertagen), weil du ein schlechter Vater oder eine schlechte Mutter warst.

»SAIL AWAY«
VON ENYA

Die Grammy-Gewinnerin Enya lebt mit ihren Katzen – einmal waren es sogar zwölf – in einer abgelegenen Burg in Irland. Dieser Miezen-und-Burg-Lebensstil ist augenscheinlich entspannend und hat die weltberühmte Sängerin veranlasst, Musik zu machen, die zum Gechilltesten gehört, was du je hören wirst.

»DREAMS«
VON GABRIELLE

Dieser Nummer-eins-Hit in Großbritannien handelt davon, wie es sich anfühlt, endlich jemanden gefunden zu haben, den man liebt. Es gibt auch eine Zeile darüber, dass man keine Pläne für morgen machen und nur für diese Nacht leben soll – klassische Faultierphilosophie. Genieße einfach den Augenblick.

»SOMEONE LIKE YOU«
VON ADELE

Thematisch zieht einen dieser Song ein bisschen runter – eine Frau beklagt, dass ihre ehemalige Liebe jemand Neues gefunden hat –, aber zu Adeles Stimme lässt es sich wunderbar entspannen und bei einer Tasse Tee oder einer Flasche Wein über die Liebe und das Leben sinnieren. Und darum geht es in der Philosophie der Faultiere: Entspannen und Sinnieren.

»YELLOW«
VON COLDPLAY

Einen chilligeren, schlafförderndereren Song als diesen, vom walisischen Nachthimmel inspirierten findest du so schnell nicht. Die Band gab außerdem zu, dass das Wort »yellow«, also »gelb«, überhaupt nichts zu bedeuten hat; es klang einfach richtig im Song – und wohlplatzierter Unsinn gehört ebenfalls zur Faultierphilosophie. Es ist tolle Einschlafmusik.

Eine willkürliche Auswahl praktischer Tipps für einen faultiermäßigeren Alltag

1. Bleib beim Autofahren unter dem Tempolimit. Nur ein paar Minuten. Schau, wie sich das anfühlt. Falls dein Gesicht heiß ist und du schon mehrfach angehupt wurdest: bestens. Weiter so. Es ist wahrscheinlich egal, wohin du fährst und wann du dort ankommst. Im Hinblick auf das große Ganze, meine ich. (Merke: Falls du einen Arzttermin hast und spät dran bist, ist es der falsche Zeitpunkt, diesen Tipp auszuprobieren.)

2. Kauf dir ein Paar puschelige, mit Schafwolle gefütterte Schuhe, die man auch als Pantoffeln tragen kann. Oder vielleicht sind es sogar Pantoffeln, die man auch als Schuhe tragen kann. Nichts fühlt sich besser an, als nahtlos aus dem Haus zur Post gehen zu können, ohne sich um Schnürsenkel oder Schnallen kümmern zu müssen. Deine faulen kleinen Füße werden es in diesen wohlig warmen Schaffellöfen so kuschelig haben, dass du nie wieder richtige Schuhe tragen willst.

3. Trenne dich von einer deiner Uhren. Zeitmessung ist willkürlich – die moderne Zeiteinteilung wurde von Kapitalisten erfunden, um den Arbeitstag zu normen, und wir haben uns alle darauf eingelassen, was eine Schande ist. Unser Leben ist voller digitaler und analoger Uhren, die uns mit jedem Ticken daran erinnern, dass wir dem Ende eine Sekunde näher gekommen sind. Kehre zurück zur Faultierzeit: Schlaf, wenn du meinst, es ist Schlafenszeit, und iss ansonsten ein bisschen, wenn du hungrig bist.

4. Trink mal ein bisschen tagsüber. Es geht nichts über einen netten Weinschwips um zwei Uhr mittags, um Probleme zu relativieren. Du wirst sehen: Alle Passwörter zurückzusetzen, weil die Russen gerade das gesamte Internet gehackt haben, und der Kauf von Salatsoße scheinen nicht mehr so wichtig zu sein. Gib dich einfach dem zweiten Glas Rotwein hin und schwelge in der Freude, die aufkommt, wenn man entschleunigt und das Leben genießt.

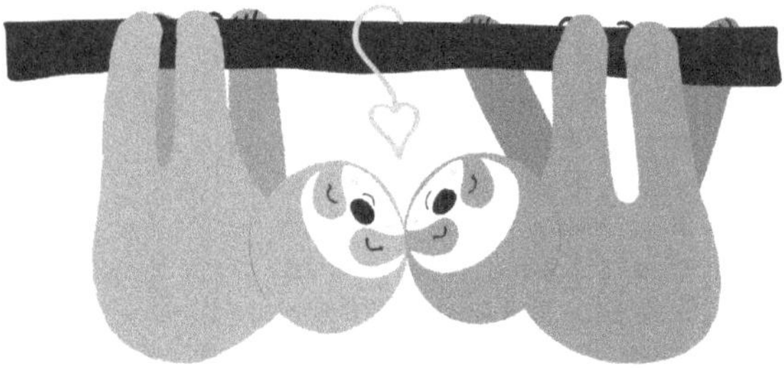

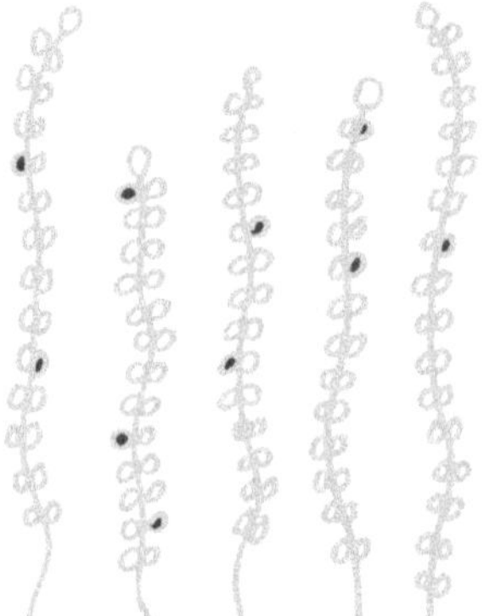

Sind das die Algen in deinem Fell, die so duften?

Liebe und Beziehungen

Unsere Fähigkeit, auf gesunde Weise Liebe zu schenken und zu empfangen, ob nun in einer Freundschaft oder einer Liebesbeziehung, kann unsere Zufriedenheit deutlich steigern. Zu lernen, wie man im Sinne der Faultierphilosophie lebt und liebt, wird dein Leben verändern.

Die Weisheit der Faultiere

Es geht um Begeisterung

Faultierfakt: Weibliche Faultiere schreien, wenn sie paarungsbereit sind.

Es gibt einen Grund dafür, dass du nicht weißt, wie Faultiere klingen. Sie sind nämlich größtenteils stille Geschöpfe – bis sie scharf sind. Sobald das Weibchen seine Geilheit ins Urwalduniversum hinausgeschrien hat, schlendert das Männchen (langsam) herüber, um mit ihr anzubändeln. Beide Seiten bekommen, was sie wollen, und beide gehen (hoffentlich) zufrieden wieder auseinander. Der entscheidende Punkt ist dieser: Das männliche Faultier wird kein Weibchen belästigen, das nicht willens ist.

Das sollte allen verliebten menschlichen Möchtegern-Lovern da draußen eine Lektion in Sachen Einvernehmlichkeit sein. Die Faultierphilosophie besagt: abwarten, bis der richtige Moment gekommen ist und beide Seiten bereit sind. Denn mal ehrlich: Wozu die Eile? Wenn jemand nicht grundlegend und nachdrücklich bekundet, dass er oder sie intim mit dir werden will, zieh weiter. Wenn jemand in Stimmung ist, wird er oder sie seine Bereitschaft laut und deutlich kundtun – vermutlich nicht mit Schreien, aber vielleicht mit viel Lächeln und Nicken und positiven Formulierungen.

Wenn dir also das nächste Mal nach ein bisschen Vergnügen ist, schrei es ins Universum hinaus und warte, bis deine Gebete erhört werden. Oder spar dir das Gebrüll und probier's mal mit Onlinedating, was vermutlich ein bisschen praktischer ist.

Die Weisheit der Faultiere

Langsam und sinnlich macht das Rennen

»Sex ist ein Gefühl in Bewegung.«

Mae West

Faultierfakt: Faultiersex ist in etwa fünf Sekunden vorbei.

Wir können im Hinblick auf Sex viel von den Faultieren lernen. Ich weiß, was du jetzt denkst: Fünf-Sekunden-Sex wirkt irgendwie wie Verschwendung. Warum sollte man sich dafür auch nur ausziehen? Und du hast recht. Doch der springende Punkt ist, dass männliche Faultiere zwar nach fünf Sekunden ejakulieren, dem aber eine Menge Bemühungen vorausgehen. In der Philosophie der

Faultiere geht es darum, Intimität, Romantik und eine kosmische Verbindung zum Partner herzustellen. Der eigentliche Sexualakt ist (zwar toll, aber) nicht das Einzige, worum es geht. Also lernt von den Faultieren – lasst euch Zeit, plaudert ein bisschen und macht euch langsam miteinander vertraut.

Test

Was für ein Faultiertyp bist du in der Liebe?

Bei der Partnersuche ist deine Herangehensweise:

A. Egal – wenn ich jemanden kennenlerne, schön; vielleicht im Secondhandplattenladen ... oder in der Buchhandlung.

B. Das Universum wird uns zusammenbringen – ich muss bloß offen sein, täglich meine Liebessteine tragen und meine Wohnung von schlechter Energie reinigen (außerdem ist mein Profilbild im Datingportal eine Yogapose).

C. möglichst viele Verabredungen an einem Abend; es ist reine Statistik.

Welches Essen macht dich scharf?

A. Austern

B. Kräcker und Käse

C. Papayas

Wie sieht dein perfektes Date aus?

A. eine Veranstaltung im Stadtzentrum, dann ein Glas Wein in einem Lokal in der Nähe, gefolgt von einem geschmackvollen Nacktfotoshooting

B. ein Origamikurs, gefolgt von gegenseitigem Masturbieren

C. wandern in den Anden, gefolgt von dampfendem Sex im Zelt

Ergebnis

Hauptsächlich A: Zweifingerfaultier. Du bist der traditionelle Typ. Die Liebe stellt sich ein, wenn man am wenigsten damit rechnet, und wenn es so weit ist, willst du das volle Programm: Rosen, galantes Benehmen, Zärtlichkeiten und Ausschlafen am Morgen danach. Es ist immer schön, wenn sich jemand um einen kümmert. Diese romantischen Erwartungen machen dich im Schlafzimmer jedoch möglicherweise ein bisschen selbstgefällig. Denk daran, Geben ist immer seliger denn Nehmen (zumindest die Hälfte der Zeit).

Hauptsächlich B: Dreifingerfaultier. Je mehr Finger, desto besser. Du gehst an einen Liebesakt mit Ehrfurcht, Fantasie und Dankbarkeit heran. Deinen Partner zu erforschen und zu genießen, ist für dich das Höchste am Sex. Egal, wie die Situation ist, du reagierst mit Kreativität und Leidenschaft.

Hauptsächlich C: Schlange. Ein bisschen ungewöhnlich, sehr experimentierfreudig. Du liebst Sex und alles an diesem körperlichen Akt – und deine Partner ebenfalls. Aber wenn man zu großen Nachdruck auf den körperlichen Aspekt legt, besteht die Gefahr, die intellektuelle Seite zu vernachlässigen. Probiere, die Intimität zwischen dir und deinem Partner zu steigern, sei es, indem ihr Sex habt, wenn ihr beide nüchtern seid, oder indem ihr mehr gemeinsame Zeit außerhalb des Schlafzimmers verbringt.

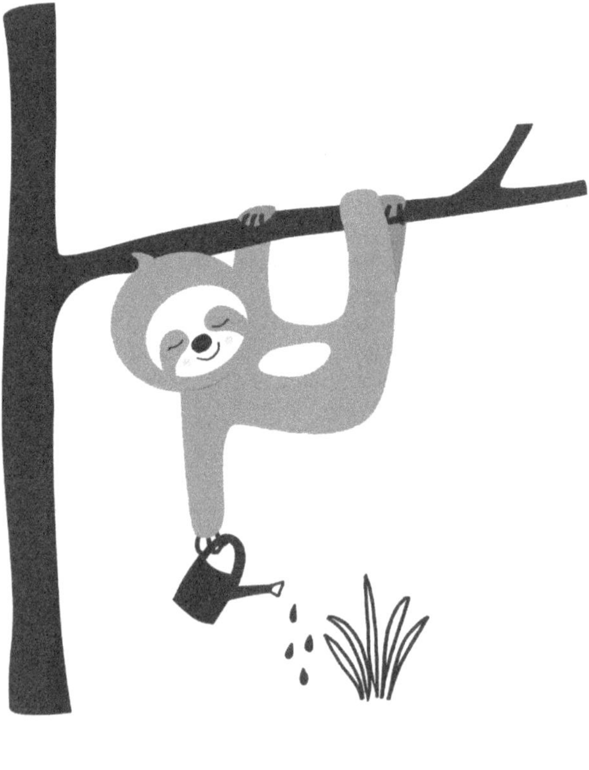

Dein Wohlergehen ist mir wichtig, kleine Pflanze.

Die Weisheit der Faultiere

Wir sind alle aufeinander angewiesen ...

Faultierfakt: Faultiere und die winzigen Waldbewohner sind aufeinander angewiesen. Im Fell der Faultiere leben zum Beispiel Faultiermotten, die ihre Eier in den Faultierexkrementen am Waldboden ablegen. Wenn die Larven schlüpfen, reisen sie mit den Faultieren huckepack wieder nach oben, und der Kreislauf beginnt von Neuem. Wenn die Motten sterben, dienen sie außerdem einer bestimmten Algensorte, die im Fell der Faultiere gedeiht, als Nahrung. Schließlich fressen die Faultiere die Algen als nahrhaften Snack. Es ist ein schönes pelziges Ökosystem, nicht wahr?

Kapierst du, worauf ich hinauswill? Öffne dich für Symbiosen. Wir alle haben einen Zweck und wir sind alle aufeinander angewiesen. Die Algen brauchen die Faultiere und umgekehrt. Auch auf dich ist wahrscheinlich jemand angewiesen. Selbst wenn es nur deine Französische Bulldogge ist. Oder dein Arbeitgeber. Oder eine Zimmerpflanze.

Die Faultierphilosophie erkennt an, dass wir nicht in einem Vakuum leben, sondern Teil eines großartigen Ökosystems sind – Freunde, Familie, Nachbarn, geliebte Menschen und sogar Fremde. Wir alle sind Mitglieder der Gesellschaft und auf andere angewiesen; wir erkennen eine gemeinsame gesellschaftliche Grundlage an, damit das Zusammenleben funktioniert. Wir zahlen unsere Steuern, und die Regierung stellt Schulen, Polizei, Feuerwehr und Ärzte zur Verfügung. Wir halten der Person hinter uns die Tür auf, befummeln im ÖPNV keine anderen Menschen und ermorden uns nicht gegenseitig. Im Allgemeinen begegnen wir anderen Menschen respektvoll – und die anderen uns ebenso. Das tun wir Tag für Tag, und dadurch funktioniert die Gesellschaft vernünftig. Akzeptiere, dass wir alle eine Rolle zu spielen haben. Lächele deine Barista an und halte anderen die Tür auf – die Faultiere (und die Faultiermotten) werden es dir danken.

… aber manche Abhängigkeiten sind nicht so toll

Faultierfakt: Faultiere sind Wildtiere und geben schreckliche Haustiere ab. In vielen Ländern ist ihr Besitz Privatpersonen sogar verboten. Faultiere werden nicht gern angefasst oder gepflegt. Außerdem benötigen sie sehr spezielle Nahrung, ein großes Freigehege, durch das sie streifen können, und heiße, feuchte Luft, um zu gedeihen. Manche Tiere überlässt man einfach besser sich selbst.

Wenn man etwas sehr liebt und es sehr entzückend findet, will man es instinktiv besitzen, in einen Käfig stecken etc. Man kann sogar regelrecht besessen davon sein. Will seine Bewegungen nachverfolgen und allzeit bei ihm sein. Das ist jedoch nicht immer naturgemäß oder das Beste für beide Seiten. Diese Art von Liebe kann zerstörerisch sein und großen

Kummer verursachen. Wenn jemand nicht von einer Beziehung gezähmt werden möchte oder gute Gründe anführt, warum es für ihn nicht funktioniert, dann glaube ihm. Viele von uns lernen das auf die harte Tour. In der Philosophie der Faultiere geht es darum, wilden Menschen ihre Freiheit zu lassen – auch wenn man sie wirklich mag oder liebt und will, dass sie gezähmt werden. Wahrscheinlich wirst du viele dieser wilden, freien Menschen treffen, die nach der Erfüllung ihrer Träume streben (oder zu viele Pillen einschmeißen oder ständig durch die Welt jetten) und ihr eigenes Ding machen, aber es gehört zum Leben dazu, zu lernen, dass sich mit solchen Menschen schlecht eine gemeinsame Zukunft planen lässt. Das hat nichts mit dir zu tun; sie können dir einfach nicht geben, was du brauchst.

Es kann verschiedene Gründe dafür geben, jemand Wildes, der einem wichtig ist, gehen zu lassen. Es ist nun einmal so, dass man manche Menschen an bestimmten Punkten in ihrem Leben lieber sich selbst überlässt. Am besten, man blickt nach vorn, geht seinen eigenen Weg und sucht das Nächstbeste, das einer Domestizierung aufgeschlossener gegenüberstehen könnte. Zum Beispiel eine Katze. Oder einen netten Menschen aus deinem Philosophiekurs.

Es gab einen Vorfall im Zoo

Faultier im Baum
Faultier im Baum

Hey, Mama, da ist ein Faultier im Baum
Es ist immer noch da
Siehst du?

Es tut nicht viel
Es schläft und so

Ich hatte mehr Action erwartet
Mama?
Zeig's ihm
Es soll mehr tun
Als nur im Baum zu schlafen

Mit diesem Stock
Vielleicht
Wird es dann wach und sieht mich an
Dieses Faultier im Baum

Oh, guck!
Es sieht wütend aus
Und das macht mich froh

Was ist das, Mama?
Bärengehege als Nächstes?

Mama, du bist so gut zu mir

Die Weisheit der Faultiere

Praktiziere bewusst gewähltes Alleinsein

»Was ist schwer?
Sich selbst erkennen.«

Thales von Milet

Faultierfakt: Faultiere sind von Natur aus ungesellig und verbringen den Großteil ihrer Zeit allein. Du wirst niemals zu einer Faultier-Dinnerparty eingeladen werden oder mit Suzy Zweifinger und ihren Freundinnen eine Kneipe unsicher machen. Faultiere sind einfach lieber allein. Und davon können wir alle etwas lernen.

Alleinsein ist heute mit einem gewissen Stigma belegt. Pläne fallen zu lassen, um zu Hause zu bleiben, allein ins Theater zu gehen oder sich für ein

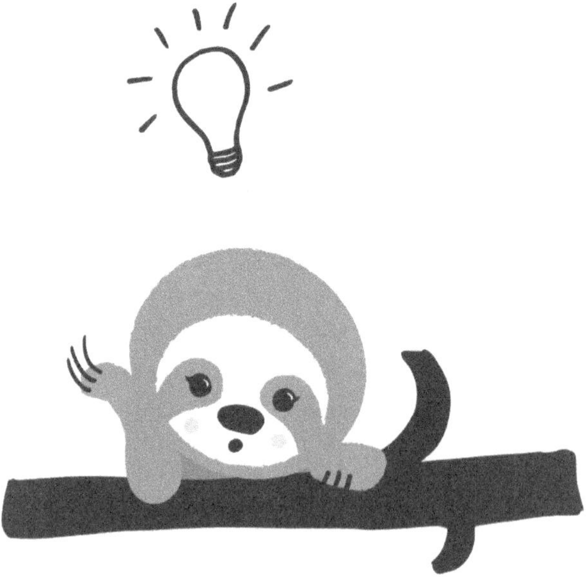

Allein mit meinen brillanten Gedanken.

paar Monate in eine Blockhütte zurückzuziehen, bedeutet, man hat irgendeinen Zusammenbruch. Man hat uns beigebracht, dass es zu Einsamkeit und Isolation führt, Zeit allein zu verbringen, oder dass es exzentrisch macht. Wenn wir allein sind, so die Überlegung, muss es uns an Liebe oder Zufriedenheit mangeln.

Tatsächlich hat es aber eine Reihe von Vorteilen für die Psyche, wenn man sich dafür entscheidet, allein zu sein. Bewusst gewähltes Alleinsein kann es uns ermöglichen, Abstand zu gewinnen, fern der Menschenmassen, die uns verrückt machen. Es lädt zu gründlicherem Nachdenken und Kreativität ein und verbessert das Konzentrationsvermögen.

Aber es ist schwer. Wir sind an permanente Stimulation gewöhnt, von Freunden, unseren Telefonen, unseren Familien ... Eigentlich wissen wir gar nicht, wie man allein ist. Wir sind darauf konditioniert, einen Partner zu wollen, eine Beziehung, jemanden, mit dem wir reden können. Bei einer Studie der University of Virginia sollten die Teilnehmer entscheiden, ob sie allein und ohne Ablenkungen an einem Tisch sitzen oder sich einen Elektroschock verpassen wollten. Eine erstaunlich große Anzahl der Leute wählte den Elektroschock. Die Forscher erklärten diese instinktive Selbstschädigung mit reiner Langeweile. Aber sind unsere eigenen Gedanken wirklich so langweilig? Haben wir die Fähigkeit, Zeit allein zu verbringen, verloren? Mit ein bisschen Übung können wir alle lernen, die erholsamen, bereichernden und erhellenden Auswirkungen des Alleinseins zu genießen, ohne das Bedürfnis zu entwickeln, uns als Zeitvertreib einen Elektroschock zu verpassen.

Also versuche, ein wenig Zeit für dich allein einzuplanen. Jeden Tag ein paar Minuten, ob allein im Bad ohne dein Telefon oder bei einem Spaziergang in der Mittagspause (oder sogar einen Monat in einem Apartment am Meer, wenn du einen Schritt weiter gehen möchtest) – denk daran, dass es gesund ist, das Alleinsein zu suchen. Es gehört zur Philosophie der Faultiere, sich für die mentalen Vorteile des Alleinseins (ohne Telefon) zu öffnen.

Der Flashmob ist abgesagt

Ein Faultier namens Bob
Kam zwei Tage zu spät zum Job
Die andern Tänzer bekamen's nicht mit
(Waren Faultiere und drum im Bett)
In seinem Trikot fühlte Bob sich wie ein
Tropf.

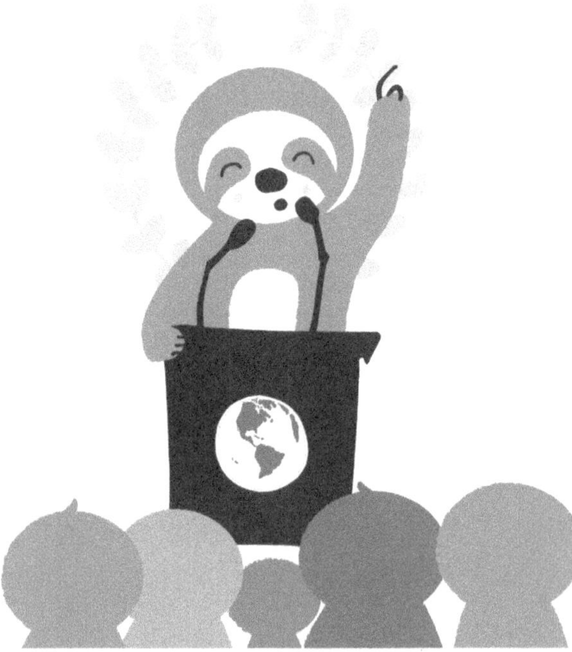

Improvisiert in wahrer Faultiermanier
eine wichtige Rede.
Oder gähnt vielleicht nur.

Arbeit und Schule

Ein produktives Mitglied der Gesellschaft zu sein, den Lebensunterhalt zu verdienen, gute Noten zu bekommen – der Stress, all das zu erreichen, kann uns ein bisschen zu viel werden. Von den Faultieren können wir über Arbeit und Schule eins lernen: Sie haben beides nicht, aber überleben trotzdem schon seit Millionen von Jahren.

»Ich bin faul. Aber es waren die Faulen, die das Rad und das Fahrrad erfunden haben, weil sie nicht zu Fuß gehen oder etwas tragen wollten.«

Lech Walesa

Die Weisheit der Faultiere

Überdenke die Bedeutung des Wortes »faul«

»Gar nichts zu tun, das ist die allerschwierigste Beschäftigung auf dieser Welt, die schwierigste und die intellektuellste.«

Oscar Wilde

Faultierfakt: Faultiere sind nicht faul. Sie sind effizient. Faultiere sparen Energie, indem sie sich geruhsam bewegen, ihre Nahrung langsam verdauen und den Großteil der Zeit schlafen. Sie sind sehr klug, stehen aber im Ruf, die faulsten Tiere im Tierreich zu sein. Wie sich gezeigt hat, sind sie bloß Opfer schlechten Marketings. Ich meine, niemand nennt die Venusmuschel faul. Und die läuft schließlich auch keinen Marathon.

Überdenken wir die Bedeutung des Wortes »faul«, ja? Wobei ich nicht sagen will, dass es löblich sei, wenn man nicht in der Lage ist, einen Job zu bekommen oder zu behalten oder am Unterricht teilzunehmen. Ich meine das Zelebrieren der genüsslichen Faulheit: mit einem Take-away-Essen auf der Couch zu liegen, während das Telefon auf stumm geschaltet ist. Die Art Faulheit, die es einem erlaubt, seinen Gedanken nachzuhängen und das Unterbewusste an die Oberfläche steigen zu lassen, über das Leben nachzudenken und Probleme ruhig und gemessen zu lösen. Was wie Faulheit aussieht, ist in Wirklichkeit Effizienz; diejenigen, die immer in Bewegung sind, sind nicht unbedingt besser, auch wenn die Gesellschaft uns das glauben machen will. Wir missverstehen einen vollen Terminkalender als Anzeichen von Wichtigkeit oder Klugheit oder etwas Wertvolleres. Aber die Wissenschaft erzählt uns etwas anderes.

Wusstest du, dass »Denker« fauler als Nichtdenker sind? Anders gesagt, je klüger du bist, desto fauler bist du vermutlich. Wie geht das? Menschen mit einem hohen IQ benötigen nicht so viele äußere Reize, um sich zu unterhalten. Das bedeutet, sie können tief in Gedanken schwelgen und absolut zufrieden sein, in Socken bei einem Kaffee und einem Keks ein Buch über Hygge lesen, anstatt herumzurennen und alles Mögliche zu tun, nur um etwas zu tun. Manche Menschen brauchen ständig Ablenkung, aber das sind nicht die Faulen von uns. *Die Kinder von der Schule abholen? Eher nicht. Zu sehr damit beschäftigt, mir vorzustellen, wie meine Katze im Smoking aussähe.* So haben Unternehmen wie Tesla und Apple wahrscheinlich angefangen.

Wenn du also das nächste Mal morgens um fünf aus einem Club nach Hause kommst und jemanden die Straße runter joggen siehst, dann sag dir einfach, dass du vermutlich ein bisschen schlauer als er bist. Woraufhin du dich aufs Ohr legst – schließlich musst du dich für dein nächstes weltveränderndes Projekt schonen.

Die Weisheit der Faultiere

Sei gut in etwas und vergiss den Rest

Faultierfakt: Faultiere sind hervorragende Schwimmer. Logischerweise gewinnen sie keine Rennen. Aber hey, darum geht es bei Faultieren nicht.

Es gibt eine Geschichte, die du vielleicht auch kennst, über ein Entlein, das in Leichtathletik beim 100-Meter-Lauf versagt. Und einen Ball kann es auch nicht werfen. *Was für ein überflüssiges Entlein! Was will es überhaupt in der Schule?*, denken seine Lehrer. Jedenfalls bis zum Schwimmunterricht, wo das Entlein es allen zeigt. Was für eine talentierte Schwimmerin! Wer hätte gedacht, dass sie diese geheime Fähigkeit hat, wo sie doch in allem anderen so schlecht war?

Der springende Punkt bei dieser Geschichte ist,

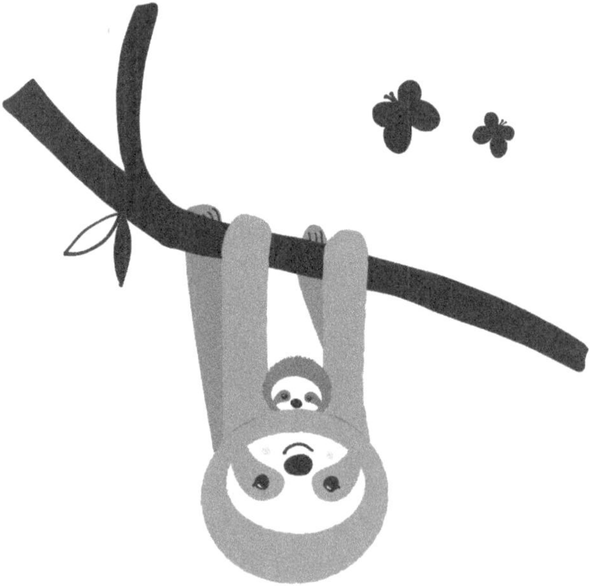

Darin bin ich sehr gut.

dass niemand in allem gut ist, aber wir alle gut in irgendetwas sind. Wir müssen nur herausfinden, was das ist, und etwas daraus machen. Das kann schwer sein in einer Welt, die manche Fähigkeiten höher als andere achtet. Wir schätzen Geschwindigkeit, Schonungslosigkeit, Reichtum und auch die Fähigkeit, zu programmieren. Aber was, wenn du toll in langen Gesprächen bist, fantastische Eintöpfe kochst und wunderschöne Briefe schreibst? Was, wenn du eine tolle Freundin bist, aber eine miese Marathonläuferin? Was, wenn du köstliches Brot backst, aber kein Lasso werfen kannst? Was, wenn du unterhaltsam beim Kaffee plaudern kannst, aber furchtbar mit E-Mails bist?

Es ist sehr leicht, sich selbst wegen etwas, worin man nicht gut ist, herunterzumachen. Und den Druck und die Schuldgefühle, die wir empfinden, weil wir unbedingt besser werden wollen, gilt es zu vermeiden. Du musst dir nicht helfen, dich zu verbessern. Wahrscheinlich bist du so, wie du bist, genau richtig: hervorragend in manchen Sachen und nicht so gut in anderen. Willkommen im Klub. Vergiss einfach, dass du Kryptogeld nicht verstehst, und mach lieber eine Liste mit den Dingen, in denen du gut bist. Ich wette, es wird eine ziemlich lange Liste. Also übernimm einfach die Faultierphilosophie, dass es reicht, gut in *irgendetwas* zu sein – egal, was dieses Etwas ist.

Berühmte Faultiere

Faultier in Not

Als Klein-Oso, das Faultier, beschloss, eine vielbefahrene Straße in Ecuador zu überqueren, verschätzte er sich: Auf halbem Weg hinüber gab er auf, und man fand ihn an die Leitplanke in der Mitte der Straße geklammert. Er wurde schlagartig berühmt, weil die Fotos der Polizisten, die ihn retteten, sich virusartig verbreiteten. Fans identifizierten sich mit dem Dilemma des kleinen Kerls. Manchmal übernehmen wir alle uns ein bisschen – und Hilfe ist immer willkommen.

Die Weisheit der Faultiere
Halt still und chill

> **Faultierfakt**: Faultiere sind Meister der Reglosigkeit. Sie entkommen Raubtieren, indem sie ganz stillhalten. Lärm zu machen und herumzulaufen, ist die schnellste Methode, um von einem Adler gefressen zu werden.

Wir werden heutzutage dazu ermutigt, uns reinzuhängen. Uns zu Wort zu melden. Eine Stimme zu haben. Unsere Meinungen kundzutun. Uns zu engagieren, engagieren, engagieren! Das ist alles schön und gut, aber es kann auch hilfreich sein, wenn man weiß, wann man die Klappe halten, eine Pause machen und zuhören sollte. Es ist okay, manchmal einfach bloß auf der Welt zu sein, ohne das Scheinwerferlicht zu suchen – und stattdessen zuzusehen, zu beobachten und zu lernen. Ich würde sogar behaupten, dass das unentbehrlich für die geistige Gesundheit ist.

In der Faultierphilosophie des Stillhaltens geht es darum, zu erkennen, dass es nicht deine Aufgabe ist, deine Meinung immer und überall zu vertreten. Du musst nicht einmal zu allem eine Meinung haben. (Das betrifft übrigens nicht Situationen, in denen Menschen deine Hilfe oder deinen Rat brauchen. Du solltest trotz allem ein netter Mensch sein.)

Versuche, zu einem Gleichgewicht zu finden zwischen dem Impuls, dich an jeder banalen Internet- oder Familienfehde zu beteiligen, und der Idee, dass manche dieser Konflikte vielleicht einfach ausgesessen werden können. Ja, deine Schwester hat genau den gleichen Salat zum fünfundsiebzigsten Geburtstag eurer Mutter mitgebracht wie du. Aber *vielleicht* hat sie bloß vergessen, dass sie einen Victoria Sponge Cake versprochen hatte, und wollte dich gar nicht ärgern. Lass es einfach auf sich beruhen. Indem du einen Schritt zurücktrittst und dich heraushältst, wirst du Frieden finden.

Vielleicht hilft es dir, diese Philosophie auf die sozialen Medien anzuwenden. Wenn du das nächste Mal eine scharfzüngige Erwiderung schreiben oder einem ehemaligen Kollegen online widersprechen möchtest, tritt einen Schritt zurück. Wird jemand seine Meinung zum Brexit ändern, wenn du dich in die Schlacht stürzt, oder ziehst du damit nur noch mehr Unmut auf dich? Ist es etwas, worauf du innerlich vorbereitet bist, oder würde es dich nur aufregen? Solltest du merken, dass dein Herzschlag beschleunigt, wenn du dir vorstellst, dich einzumischen, ist es vielleicht Zeit, einfach stillzuhalten und zu chillen.

Die Weisheit der Faultiere

Erkenne das Wesentliche …

»Die Natur beeilt sich nicht, trotzdem wird alles erreicht.«

Laozi

Faultierfakt: Faultiere haben nicht viele dringliche Erledigungen auf ihrer Agenda. Schlafen und Fressen, das war's im Prinzip schon. Eine wesentliche Aufgabe gibt es allerdings noch, der sie sich widerstrebend ein-, zweimal im Monat widmen: aufs Klo zu gehen (in ihrem Fall ein Loch im Waldboden).

Unsere Welt ist voll von Dringlichkeiten – Aufgaben, die wir bis Mittag oder bis zum Abend oder bis zum Ende der Woche oder des Monats erledigt haben müssen. Wir stehen unter

Dauerdruck, und ständig drohen Abgabetermine. Aber Tatsache ist, dass es nur sehr weniges gibt, was wir wirklich tun *müssen*. Stell dir vor, du würdest deinem Opa erklären, warum du deine Social-Media-Accounts täglich aktualisieren musst. Er war im Krieg Fallschirmspringer. Er weiß, was wichtig ist und was nicht. Den Faschisten bekämpfen? Ja, gut. Ein Foto von dir mit Schlapphut mit dem Rücken zur Kamera in Positano posten? Nicht unbedingt.

Fang den Tag mit einer To-do-Liste an, falls du es mit Listen hast. Führe auf, was du tun musst, um zu überleben oder deinen Kindern oder Haustieren beim Überleben zu helfen. Wahrscheinlich sieht die Liste in etwa so aus: frühstücken, Katze füttern, anziehen, die Kinder zur Schule bringen, zu Mittag essen, Wasser trinken etc. Sich aufs Wesentliche zu konzentrieren, ist eine tolle Methode, die Dinge zu relativieren. Dann entfällt der ganze andere Quatsch. Du musst keine neuen Sneakersocken kaufen. Du musst nicht auf irgendeine E-Mail antworten. Du *musst* die Babynahrung *nicht* selbst zubereiten. Man kann sie in Gläschen kaufen. In der Faultierphilosophie geht es darum, dass es völlig in

Ordnung ist, sich manchmal aufs Wesentliche zu konzentrieren.

Die Weisheit der Faultiere

… dann nimm dir vor, es später zu erledigen

Faultierfakt: »Warum etwas heute besorgen, was man auch auf morgen verschieben kann?« ist eine Haltung, die Mark Twain zugeschrieben wird. Faultiere verkörpern sie perfekt, da sie die Toilette nur einmal alle drei Wochen oder so benutzen. Von wegen, ich muss mal!

Prokrastinieren wird wie Faulheit oft missverstanden. *Erledige es gleich – dann wird es dir viel besser gehen*, rufen die paar Nasen, die ärgerlicherweise dafür gefeiert werden, dass sie ihre Abgabetermine immer einhalten (vorzugsweise sogar zu früh abgeben). Denjenigen, die von Natur aus prokrastinieren und unter dem Druck des bevorstehenden (oder längst vergangenen) Abgabetermins am besten arbeiten, wird wenig Achtung entgegengebracht. Künstler fallen häufig in diese Kategorie. Richard Sheridan, ein Dramatiker des 18. Jahrhunderts, gab den letzten Akt seines Stücks am Abend der Uraufführung ab, als die ersten beiden Akte bereits aufgeführt wurden. Das Publikum bekam davon nichts mit.

Impulsive Menschen sind oft Prokrastinierer. Du weißt schon, diese eine Freundin, die immer für alles zu haben ist? Immer wieder denkst du unwillkürlich: *Hat sie denn nichts zu tun?* Doch. Sie schiebt ihre Aufgaben nur auf, damit sie Zeit mit dir verbringen kann. Nett, oder? Mit einem sonnigen Tag und einem Bier im Park können ihre Abgabetermine oder das ungeputzte Bad nicht konkurrieren. Also denk daran, dieser Wahnsinn hat Methode, und bloß weil Prokrastinierer einen anderen Zeitrahmen für ihre Erledigungen haben, sind sie nicht im Irrtum. Solltest du also versiert in der Kunst des Prokrastinierens sein, freu dich! Und wenn du ständig gestresst bist, weil du Abgabetermine einhalten und alles auf einmal tun musst, versuch mal, einen Schritt zurückzutreten. Denk an den vierten Punkt der SLOW-Philosophie: »Wozu die Eile?«

Es war einmal ein Faultier aus Panama

Bekam nie einen Namen von seiner Mama
(Sie ließ sich Zeit mit ihrer Wahl
José, Antonio oder Asdrubal?)
Jetzt, als Teen, ist es für No Name ein
echtes Drama.

Die Weisheit der Faultiere

Nimm dir Zeit, es herauszufinden

»Mach langsam, und genieße das Leben. Du verpasst nicht nur die Landschaft, wenn du zu schnell fährst – du verlierst auch das Gefühl dafür, wohin du fährst und wieso.«

Eddie Cantor, amerikanischer Entertainer

Faultierfakt: Faultiere legen etwa 36 Meter pro Tag zurück. Das sind 2,5 Zentimeter pro Minute. Es interessiert sie nicht, wie lange sie brauchen. Sie sind gechillt. Also denk daran: Langsam und stetig kommt man auch über die Ziellinie (jedenfalls wenn Faultiere über Ziellinien wollten – was nicht der Fall ist).

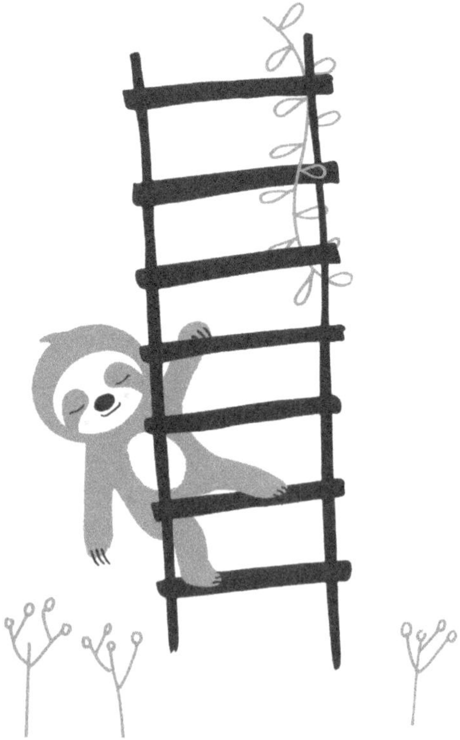

Auch von der Leiter zu fallen ist okay. Du kriegst das schon hin. Oder auch nicht. So oder so: Du bist toll!

Junge Leute werden sehr unter Druck gesetzt, sich Gedanken über ihre Zukunft zu machen. Was willst du einmal werden, wenn du groß bist? Was wirst du studieren? Wo wirst du ein Praktikum machen? Was ist der Weg zu deinem Traumjob? Was ist deine Start-up-Idee, und woher wird die Finanzierung kommen? Stehst du schon auf der Liste der heißesten 30 unter 30? Nein? Wieso brauchst du eigentlich so lange, um erfolgreich zu sein? Es ist anstrengend und stressig, Hinz und Kunz Rede und Antwort zu Leben und Beruf stehen zu müssen. Die Faultierphilosophie besagt, man soll sich die Zeit nehmen, das alles im eigenen Tempo herauszufinden – egal, wie lange es dauert.

Tröste dich: Es ist okay, wenn du nicht genau weißt, was du mit deinem Leben anfangen willst, egal, ob du vierzehn oder fünfundvierzig bist, und du befindest dich in guter Gesellschaft. Martha Stewart veröffentlichte ihren ersten Ratgeber für die Gastgeberin mit einundvierzig (davor arbeitete sie an der Wall Street und betrieb eine Cateringfirma); Vera Wang eröffnete ihr erstes Brautmodengeschäft im gleichen Alter; Samuel L. Jackson war Theaterschauspieler, bis er im Alter von fünfundvierzig

Jahren eine Hauptrolle in *Pulp Fiction* bekam; Ray Kroc war über fünfzig, ehe er bei McDonald's einstieg; Laura Ingalls Wilder hat mit fünfundsechzig ihr erstes Buch *Laura im großen Wald* veröffentlicht; Grandma Moses begann mit über siebzig zu malen und schrieb ihre Memoiren mit zweiundneunzig; und das Durchschnittsalter der Autoren auf der Bestsellerliste der *New York Times* ist vierundfünfzig. Das bedeutet, du hast reichlich Zeit.

Wenn es dir also zu viel wird oder du nicht weißt, wohin es gehen soll, denk an die SLOW-Methode (siehe S. 11 ff.) und frage dich: Wozu die Eile? Viele erfolgreiche Menschen wussten direkt nach ihrem Uniabschluss noch nicht, was sie werden wollten, warum also du? Es gehört zum Leben dazu, dass man manches erst allmählich herausfindet, und das ist keine Schande. Vergiss die Auffassung, deine Karriere müsste linear verlaufen. Akzeptiere, dass es in Ordnung ist, sich treiben zu lassen, sich im Kreis zu drehen und die Richtung zu ändern. Das gehört alles zur Lebensreise dazu.

Berühmte Faultiere

Lola, das Faultier

Lola wurde berühmt, als sie neben Kristen Bell in der amerikanischen Talkshow *Ellen* auftrat und die Schauspielerin bei Lolas Anblick vor Freude und Aufregung in Tränen ausbrach. Der Videoclip verbreitete sich virusartig. Heute lebt Lola in Kalifornien im Tierpark Wildlife Learning Center und hat über 16.000 Follower in den sozialen Medien. Du kannst ein T-Shirt mit ihrem Konterfei kaufen, falls du eine Erinnerung daran brauchst, dass »Durchhänger« okay sind, und sie hat auch Auftritte zu »erzieherischen« Zwecken. Falls also eine Geburtstagsfeier mit Faultiermotto auf deiner Liste der Dinge steht, die du unbedingt noch erleben willst – das Personal im Tierpark kann das möglich machen.

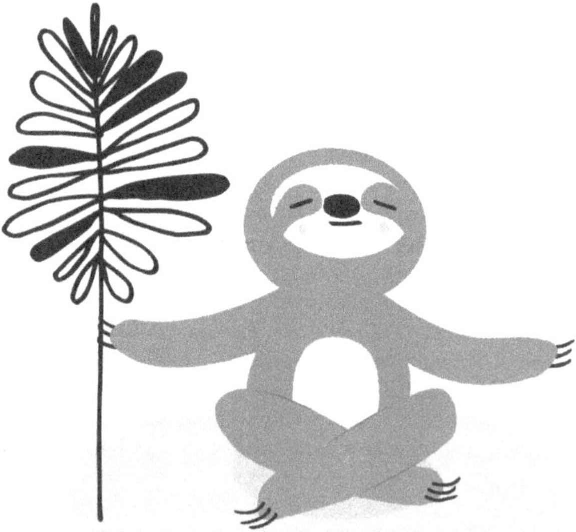

Lass das Licht herein. Sogar deine Weichteile können von ein bisschen Vitamin D profitieren.

Schönheits- und Selbstpflege

Faultiere sind unglaublich niedlich, obwohl sie so schräg aussehen und eine sehr unzulängliche Körperpflege betreiben. Die Lektion des Faultiers besagt, wir sollen uns selbst lieben und so für uns sorgen, wie es für uns passt.

Die Weisheit der Faultiere

Tanze nach deiner eigenen Pfeife

Faultierfakt: Bevor Faultiere Aa machen, führen sie einen kleinen Tanz auf, bei dem sie viel mit dem Hintern wackeln. Die Lektion dabei lautet, dass Rituale wichtig sind. Du brauchst zwar vor dem Pinkeln keinen Stepptanz hinzulegen, aber in der Faultierphilosophie geht es darum, Selbstpflegerituale zu entwickeln, die das Leben für dich lebenswert machen – egal, wie schräg das für andere aussehen mag.

Wir verbringen viel Zeit damit, darüber zu lesen, wie wir zu sein haben, wie wir aussehen und uns kleiden sollten. Aber wenn wir endlich herausgefunden haben, was uns wirklich gefällt, und es uns zu eigen machen – ob das jetzt ein ganz eigener Stil ist oder ob wir geloben, niemals das Haus ohne Mascara zu verlassen, oder ein kleines Vermögen für ein Fläschchen Parfüm oder einen schicken

Haarschnitt ausgeben –, werden wir häufig deswegen kritisiert. Welche Extravaganz! Welche Eitelkeit! Welche Zeitverschwendung! Geben wir andererseits *nichts* auf die neuesten Trends, verurteilt man uns als hinterwäldlerisch. *Ach, der Aa-Tanz? Der ist so 2017 – heute tanzt man den Floss Dance!* Die Lebensphilosophie der Faultiere ist offen für die Kleinigkeiten, die dich glücklich machen und gut aussehen lassen. Zum Teufel mit der Gesellschaft!

Haarmasken, Collagenkapseln, Milchsäureserum, Selbstbräuner, eine Dose Kekse, flauschige Pantoffeln, schwarzer Nagellack – deine eigenen Rituale können viele Formen annehmen. Schönheitspflege besteht heute aus durchschnittlich 27 Schritten und dauert etwa vierzig Minuten. (Bei denjenigen von uns, die in den 90ern aufwuchsen, geht ein Großteil der Zeit dafür drauf, zu oft gezupfte Augenbrauen mit Färbemitteln und Gels aufzufüllen. Buschige Brauen sind wieder in, aber wir sehen einfach ewig überrascht aus.) Aber was soll's? Nimm dir so viel Zeit, wie du brauchst, und tu, was du tun willst. Du bist es wert. Und du siehst fantastisch aus.

Die Weisheit der Faultiere

Aber es ist auch okay, mal alle fünfe gerade sein zu lassen

Faultierfakt: Faultiere bewegen sich so langsam, dass Algen auf ihnen wachsen. Das hilft ihnen, mit ihrer Umwelt zu verschmelzen. Außerdem wimmelt es in ihrem Fell von Käfern, Bakterien, Motten und Pilzen. Aber weißt du was? Sie sind trotzdem entzückende Tiere, egal, wie sehr sie sich »gehen lassen«, nach den willkürlichen Maßstäben unserer Gesellschaft. Das gilt auch für dich.

Manchmal bedeutet Selbstpflege, eine Weile aus dem Selfie-Spiel auszusteigen und der Welt nicht die Schokoladenseite zu zeigen. (Es sei denn, du möchtest ein #nomakeupselfie posten. Tu, was du nicht lassen kannst.) In der Faultierphilosophie geht es darum, es auch bei deinen Gewohnheiten langsam angehen zu lassen, einen Schritt zurückzutreten und dir Gelegenheit zu geben, zu tun, wonach dir gerade ist.

An manchen Tagen kann einem das Allernötigste schon wie sehr viel vorkommen, sei es, weil man krank oder deprimiert, überlastet oder einfach träge und verkatert ist. Duschen ist nicht das Erste, was man dann in Angriff nehmen möchte, ganz zu schweigen von der Nagelhautpflege oder einem gesunden Frühstück. Aber Selbstpflege schließt auch mit ein, dass man mal ein Brathähnchen bestellt oder sich die Achseln ein paar Tage lang nicht rasiert, falls es das ist, wonach dir ist. Manchmal brauchen Kopf und Körper eine Pause. Oder irgendeine Arznei. Oder eine Therapie. Es ist dein Leben – du weißt, was am besten für dich ist. Also hab keine Angst davor, eine Weile nur das Allernötigste zu tun. Lungere herum. Nimm dein fettiges Haar an. Lass die Algen wachsen. Sei einfach nur da, ohne produktiv zu sein oder etwas zu erledigen. Zur Faultierphilosophie gehört auch, dir mal eine Auszeit von all diesen Erwartungen zu genehmigen.

Dein Weg zur Faultiergarderobe

In der Faultierphilosophie geht es darum, gut auszusehen und sich wohlzufühlen, ohne großen Aufwand zu treiben. Faultiere haben Fell, womit sie uns gegenüber natürlich im Vorteil sind: Fell ist viel angenehmer (und niedlicher) als die trockenen, juckenden Hautbeutel, mit denen wir gesegnet sind. Dennoch können wir das Faultierpotenzial unserer Garderobe in wenigen einfachen Schritten ganz leicht voll ausschöpfen.

1. Wähle dehnbare Stoffe, die ihre Form behalten und nicht gebügelt werden müssen. Zwar ist Bügeln eigentlich eine angenehme, langsame Tätigkeit, bei der man sich auf das Wesentliche konzentrieren kann, aber es ist auch irgendwie nervig. Besser, man wählt Textilien, die nicht nach einmaligem Tragen an den Knien ausgebeult sind.

2. Vermeide einengende Kleidung. Vergiss den Bauchweggürtel oder die Jeans mit der hohen Taille. Ja, sie halten deinen Bauch drin, aber sobald du dich hinsetzt, quetscht die Jeans alle deine Speckröllchen ab, sodass du dich fast übergeben musst. Es gibt einen Grund, wieso es die herrlichen, weichen Stretchjeans gibt.

3. Die Waschmaschine ist dein Freund. Wenn auf einem Etikett »chemische Reinigung« draufsteht, ist das purer Sadomasochismus.

4. Gib ein bisschen Geld für hochwertige Lounge Wear aus. Kauf ruhig diesen Samttrainingsanzug, auf den du ein Auge geworfen hast. Hol dir die flauschigen, schafwollgefütterten Pantoffeln. Entspannen und sich wohlfühlen zu können (und dabei toll auszusehen) bringt dich einen Schritt weiter in Richtung Faulenzerseligkeit.

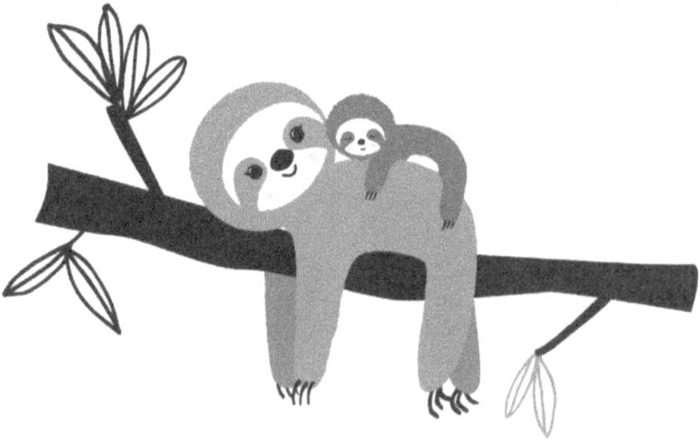

Mein Fell ist ein Rund-um-die-Uhr-Trainingsanzug.
Neidisch?

Die Weisheit der Faultiere

Faultierliebe ist Selbstliebe

Faultierfakt: Faultiere haben die verschiedensten Hände. Manche haben fünf Finger, andere keinen Daumen, einige haben zwei Finger und andere drei. Außerdem haben Faultiere Zitzen in den Achselhöhlen.

Jeder ist einzigartig. Das ist einfach Teil des Menschseins und ein Grund zum Feiern. Dies bringt man uns zwar schon in jungen Jahren bei, aber wenn wir dann größer werden, werden wir in der Schule gnadenlos gemobbt, sobald wir ein bisschen schräg sind – und wir erkennen, dass anders zu sein schwer und vielleicht doch nicht so wünschenswert ist. Der Druck, sich anzupassen, sogar als Erwachsene, ist ganz real. Mit einem Mal ist es trendy, einen kleinen Busen zu haben und keinen BH zu tragen, und Frauen mit großen Brüsten fühlen sich unzulänglich. Dann sind Jeans mit hohem Bund in Mode, obwohl die für alle Leute mit ein bisschen Hüftspeck eher unbequem sind. Und es gibt ständig neue Modehaarfarben, die teures Kolorieren erfordern. In der Faultierphilosophie geht es darum, unsere Angst vor dem Auffallen, die wir unserer Schulzeit in Gesellschaft eines Haufens gemeiner kleiner Soziopathen verdanken, wieder abzulegen.

Daher erfordert der Weg des Faultiers, dass du dein Anderssein anerkennst und akzeptierst, egal, ob es Verstand oder Körper betrifft. Wenn deine Nippel in den Achselhöhlen sitzen oder du einen komischen linken Zeh hast, dann nimm das, was dich besonders und einzigartig macht, an. Das gilt auch für deine Persönlichkeit. Extrovertiert oder introvertiert, laut und ausgelassen oder still und leise im Club unter den Tisch gesunken – wir alle haben etwas zu bieten. Und dieses Wissen bringt dich der Weisheit der Faultiere einen Schritt näher.

Immer schön gechillt

Ode an das gechillte Leben
O verwelkte Schreibtischseelen
O trister Business Lunch
O Arbeiten nur fürs Wochenende
Für den Urlaub
Für die Rente
O glänzende Geldautomaten
Glänzende schwarze Schuhe
Glänzende Armbanduhren, bezahlt mit
glänzenden Münzen
Glänzende Gesichter, mit teuren Cremes
gesalbt
Schließt euch uns an!
Ab auf die Bäume!
Ab mit den Krawatten!
(Mit nur drei Krallen kann man sie ohnehin
nicht binden)
Mach ein Nickerchen!
Um drei Uhr nachmittags oder um
Mitternacht!
Nimm dir Zeit
Zu schlendern
Nimm dir einen Monat
Um eine Mahlzeit zu essen

Langsam sich hangelnd von Ast zu Ast
Lass deine Schuhe auf den Waldboden
fallen
Lass dein Haar herunter
Lass die Sonne ihre Magie vollbringen
Langsame Befreiung von Weckern,
Sirenen, Terminplänen
Vertraut uns
Den Faultieren
Wir sind bereit für euch
Schließt euch uns an

Die Weisheit der Faultiere

Halte mit eisernem Griff an deinen Sachen fest

»Zwar darf man das Leben nicht zu ernst nehmen, doch den Tod auch nicht.«

Samuel Butler, britischer Schriftsteller

Faultierfakt: Faultiere sind sogar zu faul, um vom Baum zu fallen, wenn sie sterben. Der Griff eines Faultiers ist so fest, dass es sich nach seinem Tod weiter an den Ast klammert. Denk bei deiner nächsten Reise nach Costa Rica daran. Das niedliche Faultier da oben, das du beim Dösen fotografiert hast? Es könnte durchaus schon tot sein.

Wir haben eine Menge zu lernen von der Art, wie Faultiere dahingehen. Sie sterben an dem Platz, den sie lieben und schätzen (einem Baum), und klammern sich dabei an das, was sie vermutlich am meisten lieben (einen Ast). Was könnten wir uns mehr wünschen, wenn für uns die Zeit kommt, zu gehen?

Doch im Moment gibt es einen Trend, der uns ermuntert, alles zu »entrümpeln«, was uns wichtig ist, und unser Leben in Vorbereitung auf den Tod zu organisieren. *Frau Magnussons Kunst, die letzten Dinge zu ordnen* von Margareta Magnusson ist das neuste trendige Buch aus Skandinavien, das uns erklärt, wie wir sein sollen. Zu gestresst? Kauf eine Kerze. Unglücklich? Lebe wie ein Däne. Dem Tod nahe? Entrümpele deine Wohnung. Das mag für manche Menschen funktionieren, aber in der Faultierphilosophie geht es darum, freundlich dir selbst gegenüber und mit leichter Hand an das Ende des Lebens heranzugehen. Du hast es bis hierhin geschafft, lautet die Faultiersichtweise, warum jetzt plötzlich anfangen, sich Gedanken zu machen, dass man der Kinder oder Enkel wegen alles ausmistet, damit die keine Mühen haben? Was du im Lauf deines Lebens angehäuft hast, steckt voller Erinnerungen und Bedeutung – und das ist in Ordnung. Der getrocknete Blumenstrauß von der Silberhochzeit, der Wahlkampfanstecker deines Lieblingspolitikers, ein Flakon mit dem Parfüm deiner Mutter, ein altes KitKat: Behalte es alles. (Das KitKat könntest du eigentlich auch essen.)

Zum Schluss: Das Leben ist kurz – verbringe es mit dem, was du liebst

»Müßig bin ich am glücklichsten. Ich könnte monatelang ohne jede Form von Arbeit leben, und nach Ablauf dieser Zeit sollte ich mich so erfrischt und energiegeladen fühlen, dass ich noch einmal viele Monate genau so weitermachen kann.«

Artemus Ward, amerikanischer Satiriker

Faultierfakt: Je nach Art können Faultiere überall zwischen 20 und 30 und in Gefangenschaft bis zu 40 Jahre alt werden.

Abschließend möchte ich anmerken, dass niemandem von uns eine feste Zeit auf Erden garantiert ist. Eigentlich ist es ein Wunder, dass wir alle hier sind. Im England des 17. Jahrhunderts betrug die durchschnittliche Lebenserwartung nur fünfunddreißig Jahre. Wenn man die Entbindung überlebte, musste man damit rechnen, an einer Krankheit oder Überarbeitung oder durch einen grausigen Unfall zu sterben. Heute sind wir ein bisschen besser dran, aber natürlich hängt noch immer alles vom Zufall und vom Glück ab – wir wissen nicht, was das Schicksal für uns bereithält. Also pflück ein Blatt vom Faultierbaum des Lebens und mach das Beste aus deiner Zeit auf Erden. Verbring sie mit dem, was du liebst – schlafen, herumlungern, anderen Freude bereiten.* Was immer du willst! Es ist dein Leben.

* Oder mit essen. Die Faultierphilosophie hat Verständnis dafür, dass Eis dir hilft, das Leben voll auszukosten.

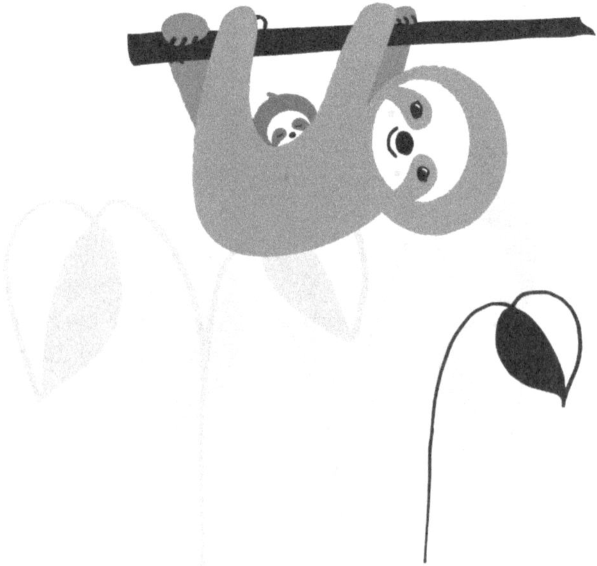

Du hast es getan. Du hast das Ding zu Ende gelesen.
Oder du hast es überflogen.
So oder so, wir sind stolz auf dich.